Sebastian Kneipp
Hausapotheke

Sebastian Kneipp

Haus-Apotheke

Bewährte Hausmittel aus dem Garten Gottes

Mit zahlreichen Illustrationen von Kräutern und Pflanzen

NIKOL
VERLAG

MIX
Papier | Fördert gute Waldnutzung
FSC® C083411
FSC
www.fsc.org

3. Auflage 2024

Satz: Röser MEDIA GmbH & Co. KG, Karlsruhe
Umschlaggestaltung: André Nikol unter Verwendung von zwei Abbildungen aus: *Franz Eugen Köhler, Köhler's Medizinal-Pflanzen in naturgetreuen Abbildungen mit kurz erläuterndem Texte. Band 1.* (1887)
Druck und Bindung: CPI Moravia Books s.r.o.
Printed in the Czech Republic

ISBN: 978-3-86820-507-7

Besuchen Sie uns im Internet:
www.nikol-verlag.de

Inhalt

Inhalt einer kleinen Hausapotheke

Kraft-Nährmittel und Verwandtes

Wichtiger Hinweis für die Leserinnen und Leser

Wenn eine Pflanze wirksame Stoffe enthält, muß man damit rechnen, daß diese bei übertriebener Anwendung zu Schädigungen führen können. Das gilt für die meisten der in diesem Buch vorgestellten Pflanzen. Andere führen bei falscher Anwendung, Überdosierung und Dauergebrauch mit Sicherheit zu schweren Schädigungen. Sie sind hier mit einem Stern markiert.

Beachten Sie bitte, daß dieses Buch kein Ersatz für ein ärztliches Gespräch sein kann. Selbstdiagnose und Selbstmedikation sind gefährlich!

Vorwort zur ersten Auflage

Als Priester liegt mir vor allem das Wohl der unsterblichen Seelen am Herzen. Dafür lebe ich, und dafür will ich sterben. In den verflossenen 4 Jahrzehnten, 30 bis 40 lange Jahre hindurch, haben mir indessen auch die sterblichen Leiber viele Arbeit und opfervolle Sorgen bereitet. Ich habe diese Arbeit nie gesucht. Das Kommen eines jeden Kranken war und ist mir (natürlich gesprochen) eine Last. Nur der Aufblick zu Demjenigen, der vom Himmel herabgestiegen ist, unser aller Krankheiten zu heilen, und der Gedanke an die Verheißung: »Selig sind die Barmherzigen, denn sie werden Barmherzigkeit erlangen …; der letzte Trunk Wasser soll nicht unbelohnt bleiben« waren imstande, die naheliegende Versuchung, alle Bittgesuche ohne Unterschied des Bittstellers in jedem Falle abzuweisen, zu unterdrücken. Diese Versuchung lag um so näher, da nicht Gewinn, vielmehr unberechenbarer Zeitverlust; nicht Ehre, vielfach Verleumdung und Verfolgung; nicht Dank, sondern in gar manchem Falle Undank, Spott und Hohn meine Diäten bildeten. So mußte es gut sein, und ich bin ganz damit zufrieden. Daß ich aber nach solchen Antecedentien (Vorgängen) nicht besondere Lust verspüre zum Schreiben, begreift ein jeder, zumal bereits das Alter drückt und Geist und Körper sich nach Ruhe sehnen.

Nur das anhaltende und ungestüme Drängen meiner Freunde, die es eine Sünde gegen die Nächstenliebe nennen, wenn meine Erfahrungen mit meinem modernden Körper in die Grube fahren, zahllose Bittschreiben von Geheilten, insbesondere aber das Flehen armer, verlassener Kranker auf dem Lande drücken mir den Schreibgriffel in die widerstrebende, bereits zitternde Hand.

Der ärmeren Klassen, der vielfach verwahrlosten und vergessenen Kranken auf dem einsamen Lande habe ich mich jederzeit mit besonderer Aufmerksamkeit und Liebe angenommen. Diesen vor allen soll mein Büchlein gewidmet sein. Die Sprache ist zu dem Zwecke angemessen, einfach, klar. Mit Absicht suche ich, mit Umgehung jedes gelehrten Firlefanzes, mehr in Unterhaltungsform zu schreiben, als ein dürres, ausgetrocknetes, saft- und kraftloses Gerippe zu geben. Die Breite der einen oder andern Erzählung, manche Wiederholungen mag man, den guten Zweck, die redliche Absicht im Auge behaltend, nachsichtig übersehen.

Nichts lag mir ferner, als gegen irgendeine der bestehenden medizinischen Richtungen polemisierend, kämpfend, aufzutreten, irgendeine Persönlichkeit, deren Wissenschaftlichkeit und Ruf auch nur im kleinsten Punkte anzugreifen.

Ich weiß sehr gut, daß nur dem eigentlichen Fachmanne derlei Veröffentlichungen zustehen; ich lebe indessen der Überzeugung, daß gerade solche dankbar sein werden, wenn einmal auch ein Laie seine vieljährigen Erfahrungen in dieser Beziehung mitteilt. Jedem aufrichtigen Entgegenkommen werde ich stets mit Freuden die Hand reichen, Korrekturen und Winke dankbar annehmen. Um jenen unschweren Tadel und jene gar leichte Kritik aber, welche Parteistandpunkten entfließen, werde ich mich durchaus nicht kümmern und den »Pfuscher« und »Quacksalber« ruhig hinnehmen.

Ich selbst habe nichts sehnlicher gewünscht, als daß ein Mann von Beruf, ein Arzt, mir diese schwere Last und drückende Arbeit abgenommen hätte, und ich trage kein innigeres Verlangen und Wünschen, als daß endlich die Leute vom Fach allgemeiner und umfassender auch die Wasserheilmethode gründlich studieren und in die Hand und Aufsicht nehmen mögen. Ein solcher wolle diese Laienarbeit als kleines Hilfsmittel betrachten. An dieser Stelle kann ich versichern, daß trotz meines vielfach sehr schroffen und abstoßenden Benehmens das größte Gebäude nicht ausgereicht hätte, all die Kranken und Leidenden, welche ohne Übertreibung nach Tausenden und Zehntausenden zählen, aufzunehmen, daß ich ferner mit Leichtigkeit reich, sehr reich sein könnte, wenn ich nur einen Teil des mir angebotenen Heillohnes hätte annehmen wollen. Viele Patienten kamen und sagten: »Ich gebe 100, 200 Mark, wenn Sie mich gesund machen.« Der Leidende sucht Hilfe, wo er sie findet, und bezahlt dem Arzte mit Freuden, was ihm zukommt, wenn er ihn heilt, gleichviel ob die Heilung mit der Medizinflasche oder der Wasserkanne geschieht.

Berühmte Männer aus dem Stande der Ärzte haben die Wasserheilmethode mit Entschiedenheit und großen Erfolgen begonnen. Mit ihnen wurden ihre Winke und Ratschläge und Kenntnisse viefach begraben. Daß endlich einmal dem Morgenrot ein dauernder heller Morgen folge!

Für jeden im Buche genannten oder angedeuteten Namen stehe ich jederzeit mit voller Verantwortung ein und werde nie anstehen, auf Verlangen denselben öffentlich zu nennen. Manche vielleicht harte Ausdrucksweise möge man auf Rechnung meiner etwas herben und derben Gemütsart schreiben. Mit ihr bin ich alt geworden, und es fällt beiden schwer, uns im Alter noch zu verleugnen und zu trennen.

Dem die Wanderung antretenden Büchlein möge vor allem Gottes Segen nicht fehlen!

Und wenn einst meine Wasserfreunde erfahren, daß ich in die Ewigkeit gewandert, dann wollen sie mir den Liebesdienst erweisen und in einem kräftigen Vaterunser einen kühlenden Strahl mir nachsenden, allwo der Arzt der Ärzte die arme Seele in der Feuerkur zum ewigen Leben heilt und läutert.

Wörishofen, Eisenbahnstation Türkheim in Schwaben, 1. Oktober 1886

Der Verfasser

»Benedicite universa germinantia
in terra Domino!«

»Jedes Kräutchen der Erde preise
den Herrn!«

Allgemeines und Einteilung

Zu den Dingen, welche ich verabscheue und hasse, zählt als ein gründlich und grundsätzlich gehaßtes das Geheimmittel-Wesen, die Krämerei mit Heilmitteln, welche als Geheimnis des Erfinders gelten.

Diesen Vorwurf soll mir niemand machen können. Darum öffne ich in diesem zweiten Teil die Läden meiner Apotheke und lasse einen jeden hineinschauen und hineinschmecken bis ins letzte Teeschächtelchen und ins kleinste Ölfläschchen.*

In jeder Apotheke steckt ein teures Geld; in der meinigen ist nicht viel Rares. Ich gestehe dieses sehr gerne zu und betrachte diesen leicht möglichen Vorwurf als einen großen Vorzug meiner Apotheke.

Fast sämtliche meiner *Tees und Extrakte, Öle, Pulver* rühren von früher geachteten, jetzt vielfach verachteten, spottbilligen Heilkräutern her, welche der liebe Herrgott im eigenen Garten, auf freiem Feld, manche ums Haus herum an abgelegenen und unbesuchten Stellen

* Das Rezept des Ausscheidungsöls allein, welches in einzelnen Fällen zum äußerlichen (niemals innerlichen) Gebrauch angewendet wird, habe ich, um Mißbräuchen vorzubeugen, mir vorbehalten. Und selbst wenn ich es bekanntgeben würde, hätte davon das Volk keinen Nutzen, weil die Apotheke ohne jedesmaliges Vorlegen desselben das Öl nicht abliefern darf; und von mir kann und darf es nicht versendet werden, weil ich weder Arzt noch Apotheker bin.

wachsen läßt, Heilkräutern, die meistens keinen Pfennig kosten.

Mein Büchlein ist ja in erster Linie für arme Kranke geschrieben, für welche ich auch, den Himmelslohn im Sinne habend, dieses opfervolle Handwerk treibe oder, wenn man will, andern »ins Handwerk pfusche«. Für sie suchte ich mit Absicht all die gleichfalls armen alten Bekannten auf, vieles andere beiseite lassend. Lange Jahre hindurch habe ich sondiert und geprüft, getrocknet und zerschnitten, gesotten und gekostet. Kein Kräutchen, kein Pulver, das ich nicht selbst versucht und als bewährt befunden habe! Ich wünsche nur das eine, daß die alten Bekannten zu neuen Ehren gelangen, bei *einer* Klasse von Menschen wenigstens.

Ich habe mich lange besonnen, ehe ich mich entschloß, den für sich allein ausreichenden und genügenden Wassermitteln diese Apotheke, d. i. dieses Verzeichnis der dem Wasser von innen heilsam entgegenwirkenden Hilfsmittel anzufügen. Es könnte wie eine Mißtrauenskundgebung gegen die Wasserheilkraft aussehen.

Doch es gibt Kranke, welche aus unüberwindlicher Wasserangst sich schwer zu einer oft notwendigen längeren Wasserkur entschließen können. Diesen wollte ich es erleichtern, mit anderen Worten: die Wasseranwendungen reduzieren, vereinfachen und die Zeit des Gebrauches abkürzen. Solches aber kann und wird geschehen, wenn ich der äußeren Kur (mit Wasser) durch eine innere Kur (die Heilmittel) in die Hand arbeite.

Wer sämtliche Artikel dieser Apotheke überblickt, sieht sofort, daß sie wie die gesamten Wasseranwendungen selbst dreifachen Zweck haben: *ungesunde, kranke Stoffe* im Innern *aufzulösen, auszuleiten,* sodann den Organismus zu *kräftigen.* Insofern glaube ich mit vollem Recht behaupten zu können, daß beide Verfahren, das innere und das äußere, zusammenstimmen und einheitlich zusammenwirken. Ich warne vor einer Täuschung. Wer glaubt, er müsse die Wasserkur recht streng und ernst anwenden, irrt.

Wer meint, er müsse nach innen recht häufig und viel anwenden, irrt ebenfalls. Immer und in allen Fällen gilt der goldene Grundsatz: die gelindeste, ob äußere oder innere, Anwendung ist die beste.*

Pflanzen mit zweifelhafter Wirkung, wie Eibisch, Süßholz usw. mit den geringsten ungünstigen Wirkungen,

* Es gibt viele Patienten, welche meinen, recht viele Medizinen und Pillen u. a. müssen gesund machen. Ich erinnere mich gut an einen sehr tüchtigen Arzt, der möglichst wenig verschrieb und oft über die Unvernunft der Leute klagte, welche trotz des ärztlichen Ausspruches stets nach Medikamenten schreien. »Wenn mir solche unausstehliche Toren kamen und nicht Ruhe gaben«, sagte er einst, »dann gab ich ihnen Brotpillen mit einer kleinen, gleichgültigen Mischung, welche den – Apothekengeruch brachte. Sie nahmen die Pillen, und wenn ich wiederkam, so hatten diese ›besten Pillen, die sie im Leben genommen‹, fast regelmäßig geholfen!

z. B. auf den Magen, wie Senesblätter, Hopfen usw., Giftpflanzen vollends, habe ich grundsätzlich übergangen.*

Wie gut Gott ist! – so drängt sich's mir aus dem Herzen! Nicht bloß was zur Erhaltung des Lebens, zu des Leibes täglichem Brot notwendig ist, läßt er uns wachsen; er, der in unendlicher Weisheit alles nach Maß, Zahl und Gewicht geschaffen, läßt in väterlicher Liebe zahllos auch diejenigen Kräutchen aus der Erde hervorschießen, welche den Menschen in kranken Tagen Trost, seinem in Schmerzen sich windenden Körper Linderung und Heilung verschaffen.

Wie gut Gott ist! Daß wir Einsicht haben! Den Pflänzchen, welche durch die ihnen vom Schöpfer angehängten Riechfläschchen, den würzigen Heilduft, sich selbst uns ankündigen und freundlich zuvorkommend stellen, wollen wir fleißig nachgehen und beim Pflücken eines jeden mit kindlichem Dank unseren unendlich liebevollen Vater preisen, der im Himmel ist!

* Hier ein Wort über die Süßigkeiten und Schleckereien. Wenn ich von Männern höre, die derlei Kindereien treiben, so ärgere ich mich; wenn ich von Kindern solches höre, so bemitleide ich die Armen und bedauere die Kurzsichtigkeit oder die mangelhafte Wachsamkeit der Eltern. Kranken derlei Zeug zu reichen wäre ein unverantwortlicher Frevel. Absolut und entschieden spreche ich mich gegen all diese Schleckereien aus, mögen dieselben was immer für einen Namen und Ruf haben, aus was immer für einer Apotheke kommen und für Katarrhe, Husten, Magenleiden, alles Denkbare und Undenkbare, Mögliche und Unmögliche angepriesen werden. Man kann damit gründlich den Magen und anderes verderben.

Unsere Hausapotheke soll vier Hauptabteilungen oder Hauptfächer und einige kleinere Nebenfächer enthalten.

In die Hauptfächer stellen wir:

in das erste die *Tinkturen,*
in das zweite, größte, die *Teesorten,*
in das dritte die *Pulver,*
in das vierte die *Öle.*

In die Nebenfächer kommt, wieder gut geordnet, alles andere, was nicht unter obige vier Abteilungen fällt. Auch die Leinwandabfälle zum Überbinden und Überlegen (stets rein und frisch), die Baumwolle usw. können eines der Nebenfächer einnehmen.

Die Tinkturen und die Öle müssen in Gläsern aufbewahrt werden, die verschiedenen Tees und Pulver entweder in festen Papiertüten oder besser in Schachteln. (Wer neue machen läßt, soll sie länglich-rund und gleichmäßig, wenn auch in verschiedenen Größen, machen lassen, daß sie dastehen wie Soldaten in Reih und Glied. Das macht einem jeden Freude und gibt der Hausapotheke ein Ansehen – und das gehört ihr auch.) Alles an einem kühlen, jedoch nicht feuchten (daß sich nicht Schimmel ansetze) und nicht allzu abgelegenen Ort im Hause!

Auf jedem Glas oder Fläschchen, auf jeder Schachtel oder Tüte soll genau und für jedermann gut leserlich die Aufschrift des Inhalts stehen. Am besten werden sodann die verschiedenen Heilmittel in jeder Abteilung alphabetisch, d. h. nach dem ABC, geordnet. Was mit A anfängt (z. B. Alaun), marschiert am Anfang auf; was mit Z beginnt (z. B. Zinnkraut), bildet den Schluß der Reihe.

Vor allem soll in der Hausapotheke *große Ordnung* sein. Jeder Fremde, welcher dieselbe bisher nie gesehen, muß im Augenblick jedes Fläschchen, jeden Tee usw. finden. Dann muß große Reinlichkeit herrschen. Auf keiner Schachtel darf, ich will nicht sagen, liniendicker, es darf gar kein Stäubchen liegen; an keiner Flasche, selbst nicht an einer Ölflasche, dürfen Schmutz- oder Ölflecken wie nachlässig gekämmte Haare herunterhängen. Nichts entehrt ein Haus mehr als Unreinlichkeit; merke wohl: Nach zwei Dingen hauptsächlich beurteilt man – und zwar mit vollem Recht und meistens sehr wahr – das ganze Haus. Sind diese in Ordnung, so ist, schließt man, alles in Ordnung. Sind sie unordentlich, so heißt's: In diesem Haus, in dieser Wohnung müssen die Einwohner recht unordentliche Leute sein. Willst du die zwei Dinge wissen? Sie heißen: Hausapotheke und Abort.

Am besten wird es mit der Ordnung der Hausapotheke bestellt sein, wenn die Hausmutter oder ein fleißiger

Sohn oder die reinlichste und ordnungsliebendste Tochter die Sorge und Verantwortung übernimmt. Sie wird die pünktlichste, gewissenhafteste Reinlichkeitspflege als Ehrensache betrachten und den Staublumpen stets in einer Ecke bereitliegen haben. Wenn sie ihr Amt gut verwaltet, das ja fürs ganze Haus, für alle Glieder desselben von Segen ist, darf sie mit Freude an jenes Wort des göttlichen Heilands denken: »Was ihr dem geringsten meiner Brüder getan habt, das habt ihr mir getan.«

Was so eine kleine Hausapotheke annähernd enthalten soll, habe ich am Ende dieses Büchleins angegeben.*

Ich rate ab von allem nicht Notwendigen. Man kann gelegentlich das eine oder andere Mittel beifügen.

Hier soll nur noch ein Wort stehen über die *Bereitung der Tinkturen, des Tees, der Pulver.*

* Bei jedem einzelnen Heilmittel steht auch genau, in welchen Formen es gebraucht werden kann, ob als Extrakt, Pulver, Tee, Öl usw.

Tinkturen oder Extrakte

Die inneren Kräfte, die Heilkräfte, können aus einer Pflanze in verschiedener Weise ausgezogen werden. Den besten, stärksten Auszug erhalten wir im eigentlichen, sogenannten Extrakt.

Der Extrakt wird folgendermaßen bereitet:

Man sucht unter den Kräutern, Beeren usw., aus denen man den Extrakt gewinnen will, die besten aus: die reifsten, die untadelhaften; diese trocknet man auf einem Brett an der frischen Luft, stets (das merke man sich gut) jedoch im Schatten, niemals an der Sonne. Beim Trocknen wird sich noch manches zeigen, was als untauglich verworfen werden muß.

Nachdem die Kräuter, Beeren usw. gut getrocknet sind, zerkleinere, zerschneide man sie, wenn notwendig, und bringe sie in eine verschließbare Flasche (Weinflasche). Diese nun wird mit echtem Kornbranntwein – den ich allem andern vorziehe – oder in dessen Ermangelung mit reinem Spiritus oder Fruchtbranntwein aufgefüllt und luftdicht verschlossen für einige Zeit an einen mäßig warmen Ort gestellt.*

* Sämtliche Kräuter, Beeren usw., die zu Extrakten dienen, können auch in Wein angesetzt werden, wie dieses an Ort und Stelle stets bemerkt ist. Dieser Wein dient indessen nur zum sofortigen, wenigstens ziemlich schnellen Gebrauch, nicht zum Aufbewahren.

Ich habe derart gefüllte Flaschen schon ein Jahr lang und noch länger ruhig stehenlassen und dann erst den mit dem ausgezogenen Saft des betreffenden Heilmittels durchtränkten Spiritus als Extrakt abgegossen. Im Not und Bedarfsfall kann man denselben schon nach wenigen Tagen des Ansatzes in Gebrauch nehmen.

Die Tinkturen nimmt man tropfenweise; in gewissen Fällen (es ist dieses jedesmal ausdrücklich angegeben) wird auf den Kaffeelöffel (kleineres Maß) und auf den Eßlöffel (größeres Maß) hingewiesen.

Tee

Bei trockener Witterung, vielleicht wenn du vom Feld heimkehrst oder wenn du hinausgehst, den Stand der Saaten zu betrachten, mache einen Abstecher und sammle da diese, dort jene Heilkräuter. Was auf trockenem Grund wächst, gar an sonnigen Berghalden, verdient den Vorzug, und welche Pflanzen du in der schönen Blütezeit sammelst, diese werden dir die herrlichste und im Leiden die gesegnetste Frucht bringen. Manches der Kräuter und Kräutchen wächst in deinem Gras- oder Gemüsegarten, am Haus oder an der Scheune. Du brauchst nur dem zehnjährigen Knaben oder deinem kleinen Mädchen es vorzumachen, wie sie es anstellen sollen, und du verlierst beim Sammeln der Kräuter keinen Augenblick und bereitest deinen Kindern eine Freude. Die Garten- und Feldkräuter sollen jedes Jahr erneuert, d. h. neu gesammelt, die alten weggegeben werden.

Jede Hausmutter versteht es, jedweden Tee zu bereiten. Von den getrockneten Kräutern (über das Trocknen lies das auf der vorhergehenden Seite Gesagte) nimmt sie zu einer Tasse, soviel sie mit drei Fingern fassen kann, gießt in das Pfännchen über die Teeblätter oder Blüten sprudelndes Wasser und läßt es einige Minuten aufkochen. Dann schüttet sie den fertigen Tee ab.

In dieser Weise bereiteter Tee hat den feinsten Geschmack mit dem besten, jeder Pflanze eigentümlichen Aroma; aber es ist nicht der kräftigste Tee.

Bei mir werden die Kräuter durch längere Zeit förmlich abgekocht, gründlich ausgesotten, daß auch nicht ein Teilchen der Heilkraft verlorengeht, vielmehr alle im Wasser gefangen wird.

Die Art des Einnehmens, ob tassen-, ob löffelweise, ist bei jeder einzelnen Krankheit genau angegeben.

Pulver

Das Pulver wird gewonnen, indem die trockenen Wurzeln, Blätter, Körner oder Beeren der Heilpflanzen zerrieben oder im Mörser zerstoßen werden.

Manchen Kranken ist damit leichter beizukommen als mit Tee. Man streut ihnen das vorgeschriebene Pulver wie Gewürz (Pfeffer, Zimt usw.) an eine Speise oder mischt es an einen Trank, daß sie desselben gar nicht gewahr werden.

Die Gefäße, welche zur Aufbewahrung der verschiedensten Pulver dienen, seien des Staubes wegen recht sorgfältig verschlossen.

Öle

Die Bereitung der Öle, soweit dieselben nicht in der Apotheke gekauft werden, ist bei jeder Krankheit, in der ein solches zur Verwendung kommt, jedesmal besonders angegeben.

An der Reinhaltung der Ölfläschchen insbesondere wird man den Sinn für Ordnungsliebe, Reinlichkeit usw. erkennen.

Heilmittel

In alphabetischer Aufzählung sind die von mir verwendeten Heilmittel folgende:

Agave

(Agave americana L.)

[heute auch: Hundertjährige Aloë]

Diese Pflanze hat ihre Heimat fern in Amerika. Von dort wurde sie zu uns herüber gebracht; man sieht sie jetzt nicht selten an den Fenstern der Blumenfreunde zwischen anderen Blumenstöcken hervorragen. Sie fällt auf und ist erkenntlich durch ihre recht dicken, fleischigen, ziemlich langen Blätter, die seegrün sind und

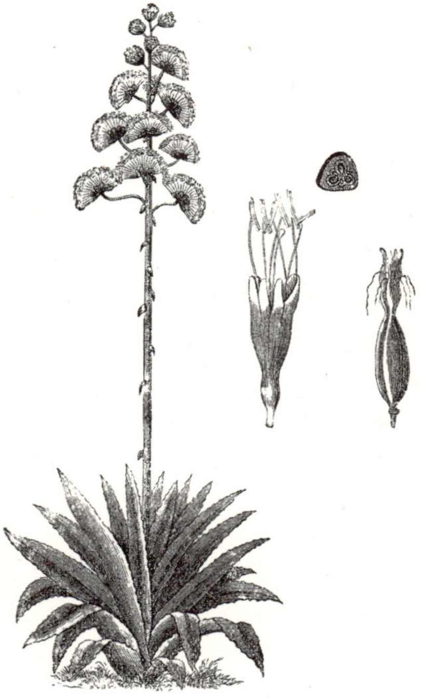

viele Stacheln tragen. Blüten bringt sie selten; wenn man aber die Wirkung der fleischigen Blätter kennen würde, dann würde sicher jeder Blumenfreund auch diese ausländische Pflanze in einem Topf unter seinen Blumen haben.

Die Wirkungen sind folgende:
Wenn man ein solches Blatt nimmt, es in Wasser siedet und trinkt, so reinigt eine solche Tasse Magen wie Gedärme. Auch auf kranke Leber und Gelbsucht wirkt diese Pflanze, wenn sie zu Pulver gemacht und täglich zweimal eine Messerspitze voll davon eingenommen wird.

Wenn man von derselben so ein Blatt mit einem Kaffeelöffel voll Honig in einem Schoppen Wasser siedet und in kleinen Portionen einnimmt, dann nimmt dieser Absud die innere Hitze aus den Augen, wenn dieselben damit gut ausgewaschen werden. Wer sich verwundet hat oder ein Geschwür am Leibe trägt, findet an diesem Blatt Hilfe, weil es ein vorzügliches Heilmittel ist. Wermut, mit Aloë gesotten, treibt die wäßrigen, schlechten Stoffe, aus denen leicht Wassersucht entstehen kann, aus und macht einen recht guten Magen.

Dieses wenige Angeführte veranlaßt mich, jedem Blumenfreund den Rat zu geben, diese Pflanze auch in einem Topf unter seinen Blumenstöcken zu pflegen.

Alaun

Alaun ätzt, er eignet sich demnach für faule, bösartige Schäden. Ich habe gesehen, wie er selbst den noch nicht zu weit vorgeschrittenen Krebs am Weitertreffen hinderte.

Schwärende, eingewachsene Nägel sollen stets mit Alaun behandelt werden.

Die Anwendung ist folgende:
Alaun wird entweder gepulvert, d. i. zu feinem Staub zerrieben und direkt auf die Wunde aufgestreut, oder er wird in Wasser aufgelöst und die Auflösung in Form von Waschungen oder eingetauchten kleinen Linnenauflagen benützt.

Sind die Wunden von Eiter, Faulfleisch usw. ganz gereinigt, so wirkt Alaun zusammenziehend, trocknend und rasch heilend.

Für Zähne, an denen sich ungesundes Fleisch mit unterlaufenem Blut ansetzt, ist verdünntes Alaunwasser ein erprobtes Mittel.

Als Mundwasser zum Ausspülen des Mundes und der Zähne sowie als Gurgelwasser dient Alaunwasser längst.

Aloë

(Aloë vulgaris Lam.)
[heute: Aloë vera L., dt. Echte Aloë]

Aloë (man kauft das Pulver in der Apotheke) ist sowohl innerlich als äußerlich verwendet von guter Wirkung. Siedet man ein bis zwei Messerspitzen Aloëpulver mit einem Kaffeelöffel voll Honig, so reinigt diese Mixtur den Magen gründlich ohne die geringste Belästigung.

Wird Aloë mit anderen Kräutern vermengt und als Tee bereitet, so ist obige Wirkung noch nachhaltiger. Die Mischung hat gewöhnlich folgende Zusammensetzung: eine Messerspitze Aloë, Holunderblüten für zwei Tassen Tee, ein paar Messerspitzen *Foenum graecum,* ein Kaffeelöffel Fenchel. Die zwei Tassen Tee sind innerhalb zweier Tage zu nehmen. Die Wirkung,

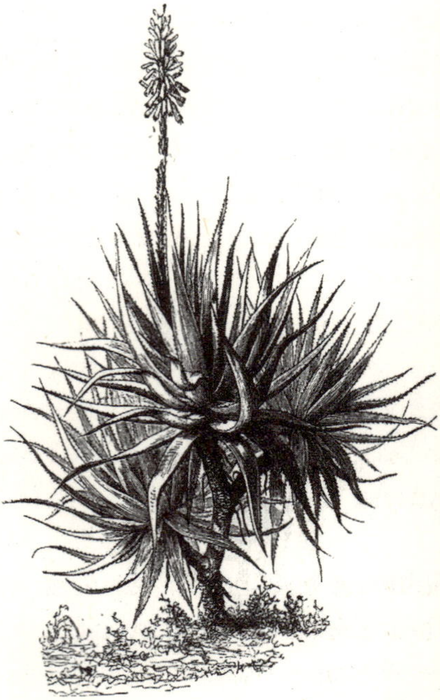

die nicht in heftigem Abführen, sondern lediglich in reichlichem Stuhlgang besteht, tritt erst nach 12–30 Stunden ein.

Eine Anwendung von Aloë mit Johanniskraut und Schafgarbe wird an anderer Stelle (Seite 79) erwähnt werden.

Dieselbe reinigende Kraft, welche Aloë innerlich angewendet zeigt, hat sie auch beim äußerlichen Gebrauch. Wer kranke, trübe, rot unterlaufene, triefende Augen hat, aus denen Eiter und anderer Unrat sich ausscheiden, bereitet sich aus Aloë ein vorzügliches Augenwasser. Eine kräftige Messerspitze Aloë wird in ein Medizinglas geschüttet, mit heißem Wasser übergossen, gerüttelt – das Augenwasser ist zum sofortigen Gebrauch fertig. Drei- bis viermal täglich wasche man die Augen äußerlich und innerlich aus. Das anfängliche Jucken und leichte Brennen darf einen nicht stören.

Alte Schäden, faulendes Fleisch, tiefe Narben mit viel Eiter werden vorzüglich gereinigt durch solches Wasser, das sie heilt. Es werde zu dem Zweck ein Lappen in Aloëwasser getaucht und auf die leidende Stelle gelegt.

Sollte an irgendeiner Körperstelle die Neubildung der Haut durch Geschwüre oder vielmehr durch die aus denselben ausströmende scharfe Flüssigkeit gehindert werden, so streue man Aloëpulver auf die Geschwürstelle so dicht, daß der ganze offene Schaden bedeckt ist. Das Ganze werde trocken überbunden. Dieses täglich einmal. Das Pulver bildet, die schlechten Stoffe aufsaugend, eine harte Kruste, unter welcher bald die neue Haut sich zeigt.

Wunden, frische wie alte, heilt Aloë sehr schnell zu. Bei alldem kann das reinliche und reinigende Heilmittel, wohin es immer komme (in das Auge oder in die Wunde), niemals schaden.

Angelika, wilde oder Wald-Engelwurz
(Angelica silvestris L.)

Es wächst auf feuchten Wiesen und an nassen Waldstellen eine Pflanze mit einem Stengel, der einen halben bis ganzen Meter hoch ist. Der Stengel ist hohl, und die Buben machen gerne Pfeifen daraus. Diese Pflanze führt den Namen Angelika, Wald- oder wilde Angelika; sie heißt Waldangelika, weil sie meist im Walde zu finden ist; sie heißt auch wilde Angelika, weil sie wild, ohne menschliches Zutun wächst und sich so von einer andern Art (*Angelica archangelica L.,* edle Engelwurz) unterscheidet, die einer eignen Pflege bedarf. Beide sind Heilpflanzen im gleichen Sinne und mit gleicher Wirkung; ich ziehe erstere aber vor, weil man sie ohne Mühe haben kann. Hat jemand ungesunde oder halbgiftige Speisen bekommen, so ist ein Tee, von ihren Wurzeln, Samen und Blättern gesotten, ein vorzügliches Mittel, diese schlechten Stoffe wieder zu entfernen.

Weil das Blut aus den verschiedenen Nährstoffen bereitet wird und die Nährstoffe nicht alle gut und gesund sind für die Natur, so leitet dieser Tee die schlechten Stoffe wieder aus dem Blut. Wie oft kommt es vor, daß im Magen eine unbehagliche Kälte herrscht! Eine Tasse Tee von solchen Wurzeln bringt dem Magen wieder mehr Wärme. Am besten ist, wenn man eine solche Tasse Tee in drei Portionen teilt und die erste am Morgen, die zweite am Mittag, die dritte am Abend nimmt.

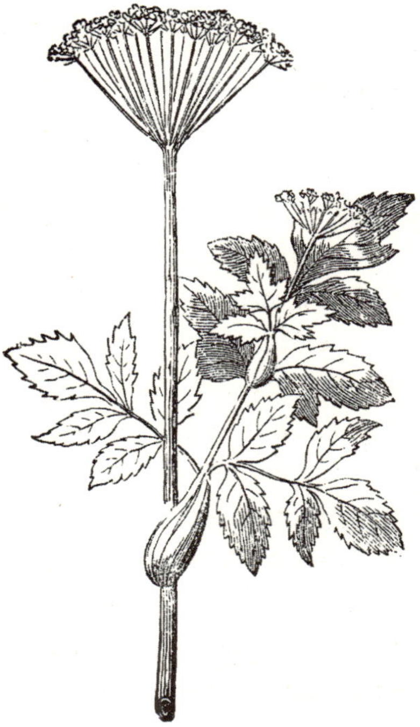

Wenn ungesunde Stoffe im Magen und in den Gedärmen sind oder wenn versteckte Gase Grimmen verursachen, so ist wieder dieser Tee ein Hauptmittel, das Übel zu heben, besonders wenn man zum Tee halb Wein und halb Wasser nimmt.

Starke Verschleimungen in der Lunge und Brust, Magenbrennen, Verschleimungen in der Luftröhre werden gerade durch diesen Tee am leichtesten beseitigt.

Man kann mit Recht die Angelika als ein vorzügliches Hausmittel empfehlen, und die Landleute sollten fleißig auf ihren Wiesen und in ihren Wäldern eine ziemliche Portion für das ganze Jahr sammeln, an der Luft trocknen und an einem trokkenen Ort aufbewahren. Diese Wurzeln, Samen und Blätter, gut getrocknet, können auch zu Pulver gemacht werden, und wenn man täglich zwei- oder dreimal eine Messerspitze voll solchen Pulvers einnimmt, so ersetzt dieses den Tee.

Dem Pflanzenunkundigen gebe ich notgedrungen den guten Rat, nicht Angelika zu sammeln, er möchte sonst aus der Wiese Roßkümmel oder aus dem Walde gar Schierling (Giftpflanze) zu seinem Verderben nach Hause tragen. Ich setze diese Worte her, weil beides sich ereignet hat.

Anis

(Pimpinella anisum L.)
[dt. auch Bibernelle]

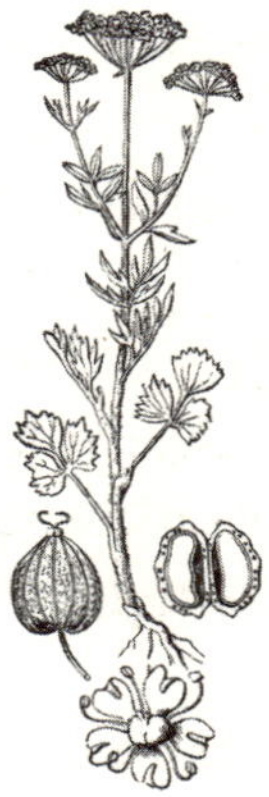

Anis ist wie Fenchel sehr zu empfehlen. Seine Wirkung auf Gase (Winde) übertrifft jene des Fenchels bei weitem. Meistens werden beide Heilmittel miteinander gemengt und verbunden.

Die Öle von Anis und Fenchel kauft man am leichtesten in der Apotheke. Gegen obiges Leiden genügen 4–7 Tropfen auf Zucker, täglich ein- bis zweimal zu nehmen.

Anserine oder Gänsefingerkraut

(Potentilla anserina L.)

Das Gänsefingerkraut wächst, wie sein Name besagt, da am besten, wo Gänse sich am liebsten aufhalten. Man trifft es besonders zahlreich in der Nähe der Häuser, ferner auf Triften, an Weg- und Grabenrändern. Viele Leute haben ihm, nach seiner Wirkungsweise, den Namen Krampfkraut gegeben.

Tee von Anserinenkraut ist ein vortreffliches Mittel bei Krampfanfällen, seien dieselben im Magen, im Unterleib oder wo immer. Bei Starrkrampf selbst – soweit überhaupt eingewirkt werden kann – tut dieses Kräutchen sehr gute Dienste. Beim Beginn der Anfälle, besser noch bei den sich zeigenden Symptomen (Vorzeichen) der Krämpfe gebe man dem Kranken täglich dreimal recht warme Milch (so warm sie der Kranke ertragen kann), in welcher solche Kräuter (soviel mit drei Fingern zu fassen sind) wie zu Tee abgebrüht wurden.

Doppelte Wirkung erzielt der, welcher solchen Tee einnimmt und zugleich auf die krampfhaften Stellen Überschläge mit dem im Wasser angeschwellten oder abgebrühten Kraute macht.

Keine Familienmutter soll es unterlassen, einen hinlänglichen Vorrat solchen Krautes zu sammeln und zu trocknen. Sie weiß selbst zu beurteilen, wie schmerzhaft solche häufig vorkommenden Krampfanfälle sind und wie es noch größeren Schmerz bereitet, Angehörige leiden zu sehen, ohne helfen zu können.

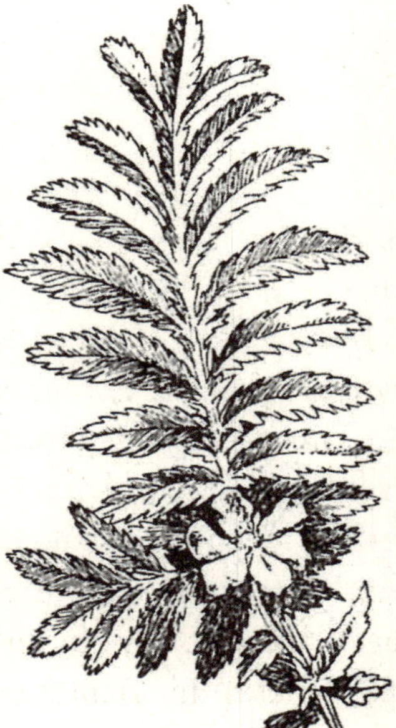

Arnika oder Bergwohlverleih

(Arnica montana L.)

Arnika besitzt in der ganzen Welt den Ruf einer vorzüglichen Heilpflanze. Weshalb gerade viele von denen, die solches wissen könnten und sollten, dieses bestreiten, begreife ich wenigstens nicht.

Die Arnika-Tinktur ist so allgemein bekannt und bei Wunden zu deren Auswaschen, zu Kompressen (Aufschlägen) usw. so allgemein in Übung, daß es mir nicht notwendig erscheint, darüber auch nur ein Wort zu verlieren.

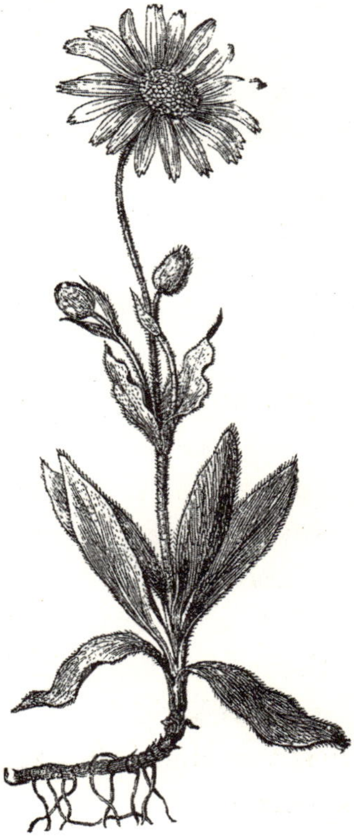

Man kauft diese Tinktur billig; ein jeder kann sie aber auch leicht selbst bereiten. Die Blüten werden Ende Juni und Anfang Juli gesammelt und in Branntwein oder Spiritus angesetzt. Nach ungefähr drei Tagen schon kann die fertige Tinktur in Gebrauch genommen werden.

Attich oder Zwergholunder
(Sambucus ebulus L.)

Am Rand der Wälder, besonders abgetriebener (ausgehauener), sieht man Stauden, einen Meter und darüber hoch, die im Juli weiße, große Doldenblüten, im Herbst prächtige, schwere, glänzende Doldentrauben tragen. Das ist der Attich oder Zwergholunder.

Der Tee, aus solchen Wurzeln bereitet, treibt mit außerordentlicher Wirkung das Wasser ab in der Wassersucht und reinigt die Nieren. Mir sind mehrere Fälle bekannt, in denen solcher Tee die ziemlich vorangeschrittene Wassersucht vollständig heilte und ausheilte.

Auch bei anderen Zufällen im Unterleib, die von schlechten Säften herrühren, wirkt er gut; er scheidet die Säfte durch den Urin aus.

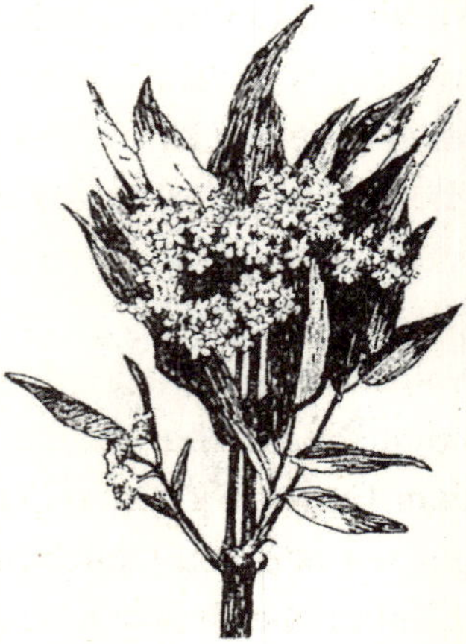

Attichtee, den man aus dem Pulver bereitet, tut dieselben Dienste. Zu einer Tasse, die zweimal zu verschiedenen Zeiten des Tages genommen wird, reichen zwei Messerspitzen des Pulvers aus.

Im Spätherbst sammelt man die Wurzeln, trocknet sie gut an der Luft und bewahrt die gedörrten Wurzeln oder das aus den zerstoßenen Wurzeln gewonnene Pulver in der Hausapotheke auf.

Augentrost
(Euphrasia officinalis L.)
[heute: *Euphrasia rostkoviana* Hayne]

Zum Lohn und aus Dankbarkeit für treue Dienste haben unsere Voreltern diesem kleinen Kräutchen den schönen Namen »Augentrost« gegeben. Wenn oft kein Mittel mehr helfen wollte, spendete dieses Blümchen den Augen den letzten Trost. Ich habe dasselbe schon recht häufig geraten und mit guten Erfolgen.

Wenn die Öhmd-(Grummet-)Ernte zur Hälfte reif ist, im August etwa, findest du dieses Heilkräutlein fast auf jeder Wiese. Oft wächst es so zahlreich, das eigentliche Futter verdrängend, daß die Bauersleute ihm gram werden.

Sowohl die getrockneten als die zerriebenen Blätter kommen als Tee und als Pulver zur Anwendung. Mit dem Tee wäscht man täglich zwei- bis dreimal die Augen gut aus, oder man taucht in denselben kleine Fleckchen, die man über Nacht aufs Auge legt und mit einer Binde befestigt. Das Auge wird so gereinigt, geklärt, die Sehkraft gestärkt.

Nach meiner Praxis lasse ich zu gleicher Zeit die Patienten das Pulver nach innen anwenden, und zwar täglich eine Messerspitze in einem Löffel Suppe oder Wasser. Damit ist die Heilkraft des Kräutchens nicht erschöpft. Auch Magentrost könnte man es nennen. Wegen seiner angeborenen Bitterkeit gilt sein Tee als Magenbitter zu regerer Verdauung und zur Verbesserung der Magensäfte. Probiere es einmal, lieber Leser; das Kräutchen wird auch bei dir mit seinem Trost nicht kargen!

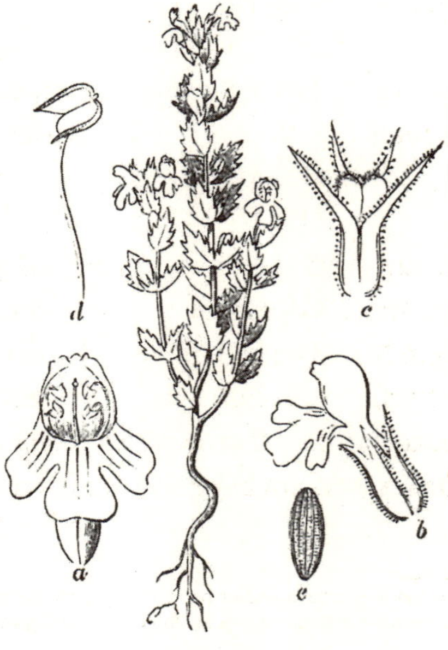

Ausscheidungsöl (im Volksmunde »Malefizöl«)

Es gibt Fälle, wo in Körpern sich so viele kranke Stoffe angesammelt haben, daß es ungemein schwer ist, dieselben gänzlich aufzulösen und auszuleiten. Die Schwierigkeit besteht nicht in der zweifelhaften Leistungsfähigkeit des Wassers oder der verschiedenen Anwendungen, vielmehr in der Frage: Wird ein solcher Patient, werden insbesondere schwächliche Naturen vor den notwendig anzuwendenden Übungen und der Langwierigkeit einer solchen Kur nicht zurückschrecken und so alle Bemühungen vereiteln? Dieser Gedanke hat mich viel beschäftigt, und manche Erfahrung hat zu neuem, ernstem Nachdenken angespornt.

Da fiel mir ein, daß ja manches innere Leiden plötzlich verschwand, sobald nach außen hin ein Ausschlag zutage trat.

Könnte man, so fragte ich mich, nicht auf künstliche Weise solchen Ausschlag bewirken, mit anderen Worten durch irgendein Mittel den im inneren Körper verborgenen kranken Stoffen zum Durchbruch verhelfen, dieselben herauslocken an die Oberfläche der Haut und so der Wasserkur ihre Arbeit um ein gutes Stück erleichtern?*

---

* Patienten, die schon Wasserheilanstalten besucht haben, behaupten, man erblicke im Erscheinen eines Ausschlages ein sicheres Zeichen vom guten Gelingen der ganzen Kur.

Nach langem Suchen traf ich auf ein Öl, welches diese Dienste in vortrefflicher Weise leistet, bei manchen Fällen geradezu mit auffallenden Erfolgen. Dasselbe ist, wie gesagt, zur Heilung nicht absolut notwendig, keine *conditio sine qua non* (keine Bedingung, die erfüllt sein muß); das Wasser allein kann wohl die Arbeit tun. Aber es unterstützt und fördert das oft sehr schwere Werk der Auflösung und Ausleitung um ein Bedeutendes. Das Öl wird nur äußerlich angewendet und allein in solchen Fällen, in denen so auf die leichteste Weise eine vorteilhafte Ausleitung des kranken Stoffes erzielt werden kann. Die Wirkung ist ganz und gar unschädlich, aber gründlich, tiefgehend bis ins Innerste. Weil es die Rebellen im Körper und im Blut mit scharfer Spürnase wittert und sicher ans Tageslicht bringt, hat ein Herr, bei dem es prächtig und erfolgreich diente, ihm den Namen »Malefizöl« gegeben, den es bis heute behalten. Ich hatte keinen Grund, den originellen Namen irgendwie anzufechten.

Die Art der Verwendung mögen einige Beispiele veranschaulichen.

Jemand klagt über Augenleiden: die Augen sind gerötet, jede Helle tut weh. Sie triefen sehr stark und schmerzen aufs empfindlichste. In diesem Fall reibe ich die Hautfläche hinter den Ohren (an Ohrmuschel und Hinterhaupt) leise, um sie etwas zu erwärmen, und trage dann sachte drei bis vier Tropfen solchen Öls auf die erwärmte Stelle auf. Schon nach einer halben Stunde spürt der Patient die Wirkung, ein leichtes Spannen und Brennen; nach ungefähr 24 Stunden erscheinen unzählige, mit Eiter angefüllte Bläschen, die je nach der Masse des auszuziehenden kranken Stoffes wachsen, später vertrocknen und als verdorrte Krusten abfallen. Sollte der erste Versuch nicht gelingen, d. h. sollte das Öl nach circa 30 Stunden nicht wirken, so bringe man am zweiten Tag nochmals ein paar Tropfen auf die geröteten Stellen. Die Wirkung wird sicherlich nicht ausbleiben und der Giftstoff, der im Auge die Entzündung verursacht hat, in Bälde ausgegangen sein. Bei einer Reihe derartiger Augenleiden ließ bei Anwendung besagten Öls schon nach 1–2 Stunden der Schmerz nach, und binnen kurzer Zeit waren die Augen rein und gesund.

Heftiges Zahnweh plagt einen anderen Patienten; das Zahnfleisch ist angeschwollen, der Kiefer schmerzt, als ob er zerrissen werde; den ganzen Kopf peinigt die schmerzlichste Aufregung. Wie beim ersten Fall bringe man einige Tropfen unseres Öls hinter die Ohren oder ins Genick. Der Erfolg muß ein günstiger sein. Eine Eigentümlichkeit des Öls besteht noch darin, daß es bei der ersten und vornehmeren Arbeit des Ausziehens die bestrichene Stelle verwundet, dann aber, sobald es seine Pflicht getan, in zweiter Arbeit dieselbe schnell und gut zuheilt.

Das Öl betrachte ich nicht im mindesten als ein Geheimmittel; ich habe dessen Zusammensetzung manchem vertrauten Freund mitgeteilt. Um indessen Mißbräuchen und wohl auch Mißgriffen verschiedener Art vorzubeugen, sehe ich mich veranlaßt, das Rezept der Öffentlichkeit nicht kundzugeben (siehe Anmerkung auf Seite 19).

Baldrian, gebräuchlicher
(*Valeriana officinalis* L.)
[auch Gemeiner Baldrian]

Daß im Baldrian etwas Besonderes stecken muß, darüber belehren uns die Katzen, die er durch seinen Geruch so anzieht, daß sie sich auf seinem Kraut wälzen.

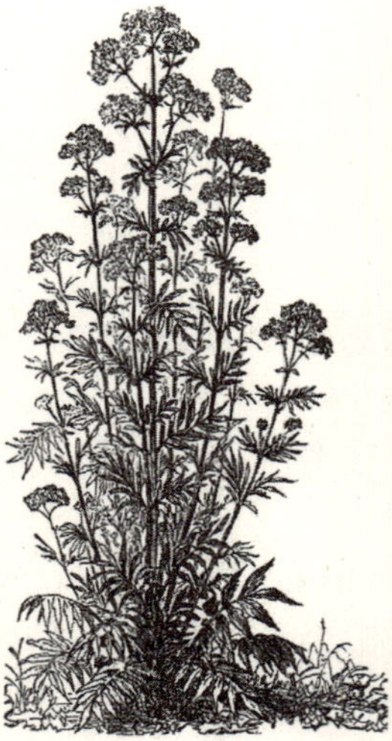

Wir benützten allein die Wurzel, die entweder zur Teebereitung zugeschnitten oder zu Pulver zerrieben und stets nur (als Tee und als Pulver) in kleinen Portionen genommen wird.

Baldrianwurzel lindert Kopfbeschwerden und hebt krampfhafte Zustände ähnlich wie die Raute; sie wirkt auf beide Leiden gut ein, weil sie deren hauptsächlichste Ursachen, die Gase nämlich, ausscheidet.

Bitter- oder Sumpfklee

(Menyanthes trifoliata L.)

[auch Fieberklee]

ist eine Pflanze, welche auf Moorgrund und gewöhnlich in der Nähe von laufendem Wasser steht. Da, wo das Wasser im Fließen keinen Ausweg mehr gefunden hat und eine kleine oder größere Pfütze bildet, wächst unter saurem Gras auch diese Sumpfpflanze. Sie hat drei Blätter und ist sehr bitter, daher der Name Bitterklee. Dieses Kraut gibt vorzüglichen Tee für den Magen; er

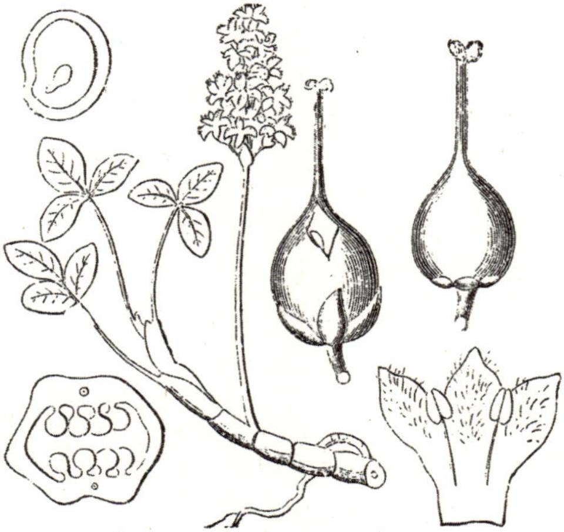

wirkt gut auf die Verdauung und hilft gute Magensäfte bereiten.

Bitterklee, in Branntwein angesetzt, gibt den sogenannten »bittern Geist«, der denselben guten Zwecken dient.

Bockshornklee
(Trigonella foenum graecum)
[auch Griechisch Heu]

Siehe unter *Foenum graecum,* Seite 62f.

Brennessel, große
(Urtica dioica L.)

Die Brennessel ist die verachtetste unter den Pflanzen. Manche zartbenervte Seelen sticht und brennt es schon, wenn sie nur diesen Namen hören. Ob wohl mit Recht? Jüngst hörte ich, daß ein Wanderlehrer, ich glaube in Böhmen, über die Brennesseln und deren Bedeutung eine ganze Broschüre geschrieben habe. Der fängt's wieder einmal gut an, das lobe ich mir! Die Brennessel hat in der Tat für Kenner den größten Wert.

Frische Brennesseln, vom Standorte gerade weggenommen, gedörrt und zu Tee verwendet, lösen die Verschleimungen in Brust und Lunge, reinigen den Magen von verlegenen Stoffen, die sie hauptsächlich beim Urinieren entfernen.

Kräftiger als die Blätter wirken die Brennesselwurzeln, ob man sie im Sommer grün ausgegraben oder im Winter gedörrt verwendet. Eine beginnende Wassersucht kann durch Tee von Brennnesselwurzeln gehoben werden. Derselbe räumt überhaupt mit faulen Säften im Inneren gründlich auf.

Wer unreines Blut hat, soll zur Sommerzeit recht oft Brennesseln, wie Spinat gekocht, essen. Man liebt besonders in Italien die Kräutersuppen. Kräuterknödel

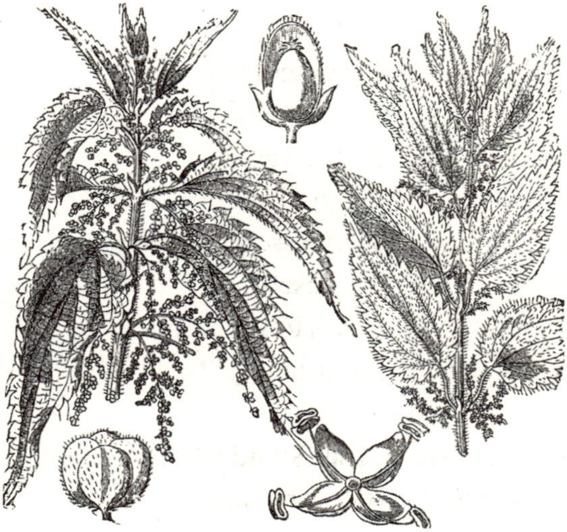

aus Brennesseln sind nicht bloß ein Nähr-, sondern auch ein Gesundheitsmittel.

Wer an Rheumatismus leidet und kein Mittel mehr findet, denselben auszutreiben, bestreiche oder schlage die schmerzenden Stellen täglich ein paar Minuten lang mit frischen Brennesseln. Die Furcht vor der ungewohnten Rute wird bald der Freude über deren vorzügliche Heilwirksamkeit weichen.

Dornschlehblüte
(Prunus spinosa L.)
[auch Schlehdorn, Schlehe]

Dornschlehblüten sind das schuldloseste Abführmittel und sollten in jeder Hausapotheke in vorderster, leicht zugänglicher Reihe zu finden sein.

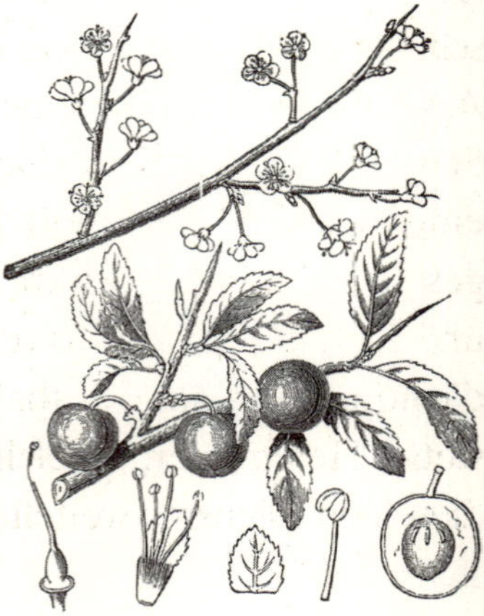

Wie oft fühlt man im Magen und im Unterleib, im ganzen Befinden, daß eine schnelle Purgierung gut, ja notwendig wäre; man sucht ein leichtes Mittel und sucht und – könnte es so leicht bei der Hand haben!

Nimm solche Dornschlehblüten, siede dieselben 1 Minute lang und trinke 3–4 Tage lang solchen Tee, täglich 1 Tasse! Der Tee wirkt leicht, ohne alle Unannehmlichkeiten und Beschwerden, dazu dennoch gründlich.

Als Magenmittel, als reinigendes und stärkendes, kann ich diesen Tee gleichfalls bestens empfehlen.

Eibisch
(Althaea officinalis L.)
[auch Samtpappel]

Eibischtee wird sehr viel gebraucht bei Erkältungen. Ich bin für denselben nicht besonders eingenommen, da er meinen Erwartungen zu wenig oder nicht entsprochen hat. Schon beim Sieden erhält man eine schlütterige (zähe) Masse, die nach verhältnismäßig kurzer Zeit schleimig wird und so – was in der Tat oft vorkommt – den Appetit nehmen oder verderben muß. Derlei Medizinen empfehle ich nie. Gelinde gesagt ist mir Eibischkraut und Eibischwurzel etwas verdächtig. Ich wähle deshalb stets Heilkräuter, welche dieselben Dienste zweifellos sicher tun.

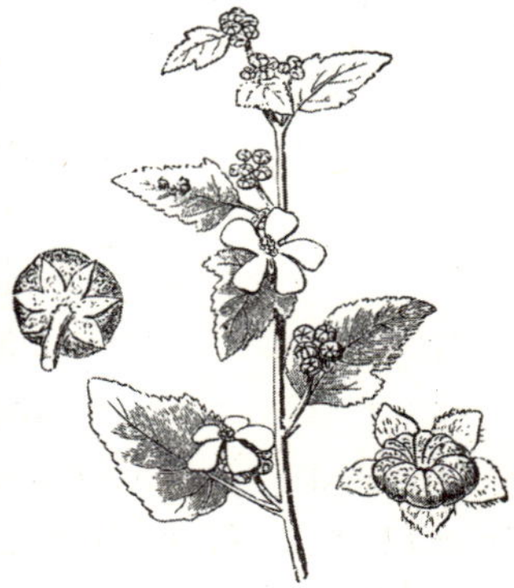

Eichenrinde

Heißt er uns gar die Eichenrinde als Medizin gebrauchen! Ja freilich, sie mag frisch vom Baume weg oder getrocknet sein.

Junge Eichenrinde, längere Zeit (½ Stunde) abgebrüht, gibt einen heilkräftigen Absud. Man tauche nur ein Handtüchlein in denselben und winde es als Wickel um den Hals. Solche Wickel lösen auf und verdrängen dicke Hälse, und wenn ein Kropf noch nicht zu groß und zu fest ist, sind sie selbst die wirksamsten und zugleich schuldlosesten Kropfmittel. Mit den Drüsen räumen diese Wickel nicht weniger gründlich auf.

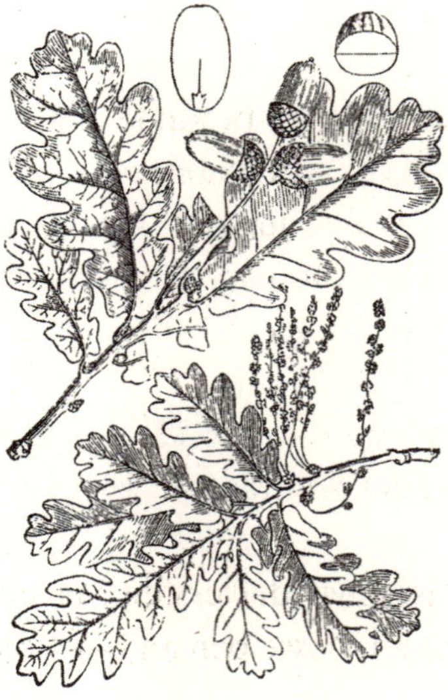

Wer an Mastdarmvorfall leidet, nehme fleißig Sitzbäder mit Absud von Eichenrinden, dazu zuweilen kleine Klistiere mit verdünntem Absud.

Die lästigen und oft gefährlichen Mastdarmfisteln löst der Absud auf und heilt sie aus.

Auch harte Geschwülste, die nicht entzündet sind, können ebenso behandelt und aufgelöst werden.

Tee von Eichenrinde wirkt wie Harz stärkend auf die inneren Gefäße.

Enzian, gelber
(Gentiana lutea L.)

Der gelbe Enzian wächst besonders auf den Bergen. Durch zuverlässige Leute kann man leicht und billig dieses prächtige Heilkraut sich sammeln lassen. Vor allem rate ich, Extrakte von Enzian zu bereiten. Die Enzianwurzeln werden zu

diesem Zweck gut getrocknet, kleingeschnitten und so mit Branntwein oder Spiritus in Glasflaschen angesetzt.

Dieser Extrakt ist eines der ersten Magenmittel. Man gieße 20–30 Tropfen desselben an 6–8 Eßlöffel Wasser in ein Glas und nehme diese Mischung längere Zeit hindurch täglich. Die gute Verdauung wird ein nicht minder guter Appetit recht bald anzeigen. Spürt man, daß eine Speise schwerer im Magen liegt und belästigt, das Magentränklein von einem Kaffeelöffel Extrakt in einem halben Glas warmen Wassers wird die Störung bald beendigen.

Für Magendrücken ist Enzian ebenfalls sehr gut.

Auf größeren Reisen, wenn man tagelang oft schlecht ißt, noch schlechter trinkt und todmüde und halbkrank am Ziel ankommt, leistet ein winziges Fläschchen En-

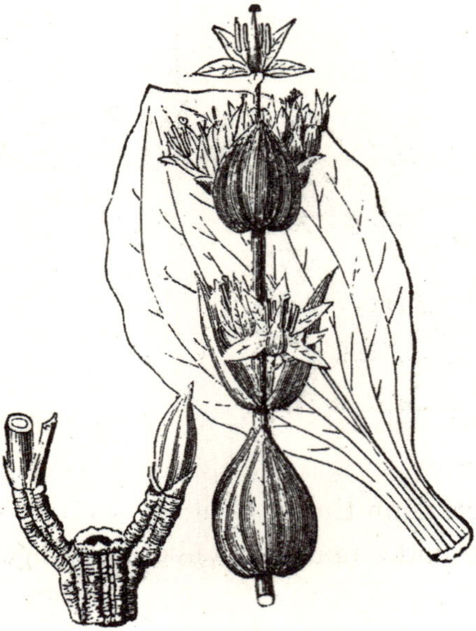

ziantinktur, tropfenweise auf Zucker zu Rate gezogen, treffliche, unbezahlbare Dienste.

Übelkeiten und Anfälle von Ohnmachten entfernt ein Kaffeelöffel Tinktur in Wasser genommen; sie erwärmt, weckt auf, bringt Körper und Geist wieder in Frieden.

Enzian, zu Tee verwertet, tut ähnliche Dienste. Man siedet dann entweder die geschnittenen Wurzeln oder selbst das Enzianpulver und trinkt den Absud als Tee.

Erdbeere
(Fragaria vesca L.)

Welche Freude, wenn Kinder das erste Erdbeersträußchen den Eltern, dem Lehrer, dem Pfarrer bringen! Welcher Genuß, wenn als Nachspeise (mit oder ohne Wein) der erste Teller kühlender Erdbeeren auf den Tisch gebracht wird!

Nicht allein die Früchte dieses kleinen, so überaus fruchtbaren Pflänzchens sind gerne gesehen; auch die Blätter sammelt und trocknet manche, für ihre schwachen Kleinen besorgte, von schwerer Arbeit heimkehrende Mutter; denn Erdbeerblätter, das weiß sie, sind ein gutes, gesundes und ein so überaus billiges Nährmittel.

Wie bereitet sie diesen Tee? Sie nimmt Erdbeerblätter, soviel sie mit drei bis vier Fingern fassen kann, schüttet ungefähr einen halben Schoppen (ein Viertelliter) siedendes Wasser dran und deckt beides gut zu. Nach 15 Minuten gießt sie den Tee ab, und sie hat reinen Erdbeerblättertee. Dann mischt sie daran heiße Milch, etwas Zucker, und das Tränklein ist fertig.

Würde die Mutter statt des dritten oder vierten Teiles der Erdbeerblätter Waldmeister *(Asperula odorata* L.,*)* nehmen, so gewänne der Tee an Geschmack und Gehalt.

Die Erdbeeren selbst sind als Gesundheitsmittel gar nicht zu unterschätzen. Man gebe dieselben besonders Rekonvaleszenten, die große Schwäche und Entkräftung nach schwerer Krankheit spüren: man gebe sie verbunden mit anderen Nahrungsmitteln. Wer im Sommer längere Zeit hindurch, gleichsam zum Kurgebrauch, täglich z. B. einen Schoppen Milch mit einem halben Schoppen Erdbeeren vermischt (wie man dieses in Süddeutschland vielfach tut) oder täglich zweimal ein Stück guten Roggenbrotes mit je einem viertel Schoppen Erdbeeren genießt, wird bald die überaus wohltuende Wirkung verspüren, die neben der Kräftigung auch in Blutreinigung besteht. Werden die Erdbeeren eingekocht wie Kirschen, Weichseln, Amorellen usw., dann kann obige Kur mit bestem Erfolg selbst im Winter vorgenommen werden.

Bei innerer Hitze leisten Erdbeeren im Sommer selbst Kranken die besten Dienste. Welch herrliches Refrigerans, d. i. kühlendes Labsal, kann dem Lechzenden damit gereicht werden!

Griesund Steinleidenden werden vielfach täglich gleichmäßige Portionen von Erdbeeren empfohlen.

Dasselbe gilt für Leberleidende (täglich in verschiedenen Malen bis zu zwei Schoppen) und für solche, die mit aus dem krankhaften Blut herrührenden Ausschlägen behaftet sind. (Morgens und nachmittags je einen Schoppen.)

Es ist merkwürdig, wie gerade diese Frucht von der Erde den Menschen so reichlich gereicht wird. Daß unser Verständnis und unsere Dankbarkeit der liebevollen Freigebigkeit ihres und unseres Schöpfers jederzeit entsprechen möchte!

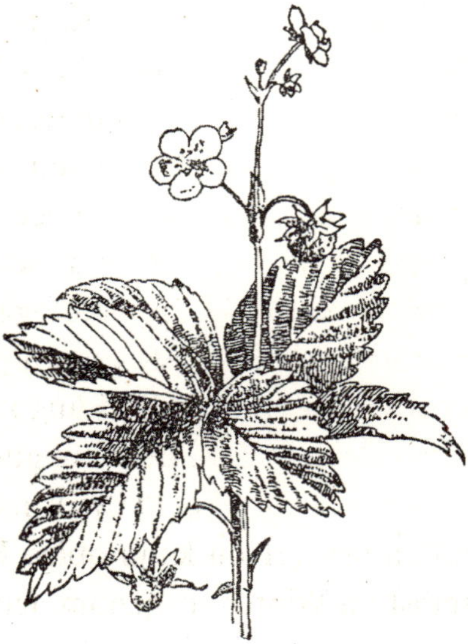

Fenchel
(Foeniculum officinale All.)
[heute: *Foeniculum vulgare* Mill.]

Die Fenchelkörner dürfen in keiner Hausapotheke fehlen, da das Leiden, in welchem sie Hilfe schaffen, so gar häufig vorkommt; ich meine die Kolik mit ihrer Begleitschaft, den krampfartigen Zuständen. Schnell siede die Mutter einen Löffel voll Fenchel in einer Tasse Milch 5–10 Minuten lang und gebe den Heiltrank dem Kranken so warm wie möglich (nie zu heiß, daß man im Innern nichts verbrennt). Die Wirkung ist meist sehr gut und sehr schnell. Die rasch sich verbreitende Wärme stillt die Krämpfe, die Kolik läßt nach und verschwindet. Äußerlich soll, wie solches an anderer Stelle angegeben ist, ein warmer Aufschlag von Wasser und Essig (halb und halb) auf den Unterleib zu liegen kommen.

Fenchelpulver, wie Gewürz auf Speisen gestreut, vertreibt die Gase aus dem Magen und den unteren Regionen.

Das Pulver wird gewonnen, indem man Fenchelkörner im Ofenrohr röstet (dörrt) und in einer gewöhnlichen Kaffeemühle mahlt.

Fenchelöl kauft man in einer Apotheke.

Fenchel, als Augenwasser verwendet, klingt manchem Geheilten, der dies liest, nicht mehr neu. Man koche einen halbe Eßlöffel Fenchelpulver ab und wasche mit dem Absud ungefähr dreimal des Tages die Augen aus.

Reinigender und stärkender noch wirken die Augendämpfe.

Da ich bei jedem Kopfdampf zwecks Lösung im Inneren stets ein, zumindest ½ Löffel Fenchelpulver verwende,

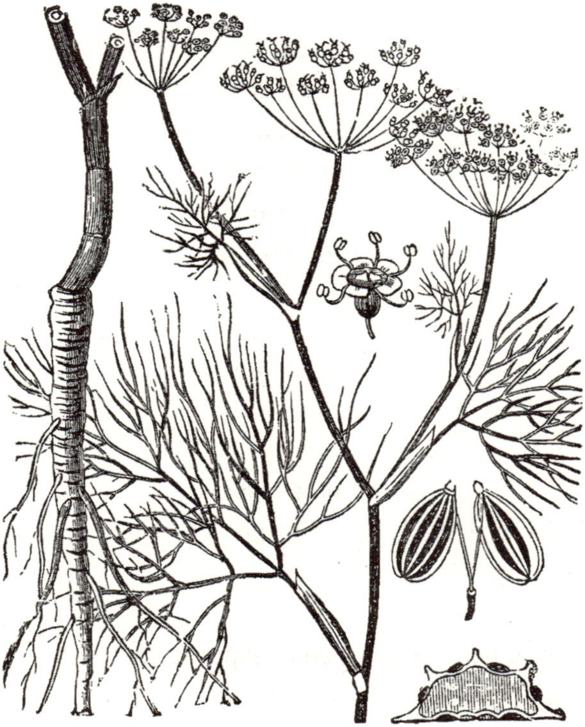

so ist eigentlich mit jedem Kopfdampf ein solcher Augendampf verbunden.

Ähnliche Wirkungen wie mit Fenchel erzielt man mit Anis und Kümmel. Öfters werden zwei oder gar sämtliche drei Heilkörner miteinander vermischt, zusammen gemahlen und benützt.

Foenum graecum

Von dem Samen des Bockshornklees wird ein Pulver bereitet, das vielen derjenigen, die meine Wassermittel gebrauchen, längst kein Fremdling mehr ist. Sie schätzen es und benützen es fleißig. Man habe keine Furcht, das Pulver ist ganz unschädlich.

Nach innen wirkt dasselbe, als Tee zubereitet, kühlend bei hitzigen Fiebern.

Bei Halsleiden mit starken Hitzen im Hals dient der Tee als gutes Gurgelwasser. Ein Kaffeelöffel des Pulvers reicht aus für eine mäßige Tasse Tee, die im Tage (alle Stunden, auch öfter, ein Eßlöffel voll) getrunken oder zum Gurgeln verwendet wird.

Was die äußere Anwendung betrifft, so ist *Foenum graecum* das beste von allen mir bekannten Mitteln zum

Auflösen von Geschwülsten und Geschwüren. Es wirkt langsam, schmerzlos, aber bis zum letzten Tropfen Eiter ausdauernd und gründlich. Man kocht ähnlich wie beim Leinsamen den bekannten öligen Brei, den man in kleine Linnentüchlein bringt und auflegt.

Bei offenen Füßen ziehen solche Auflagen die sogenannten »Zuschläge«, d. i. die Entzündungen um die Ränder der Wunde, aus und verhindern die Bildung des faulen Fleisches oder gar einer Blutvergiftung. Diese letztere Anwendung empfehle ich der besonderen Aufmerksamkeit aller, denen solche Fußwunden oft recht viel Leid und Sorge bereiten.

Foenum graecum kauft man sich in der Apotheke.

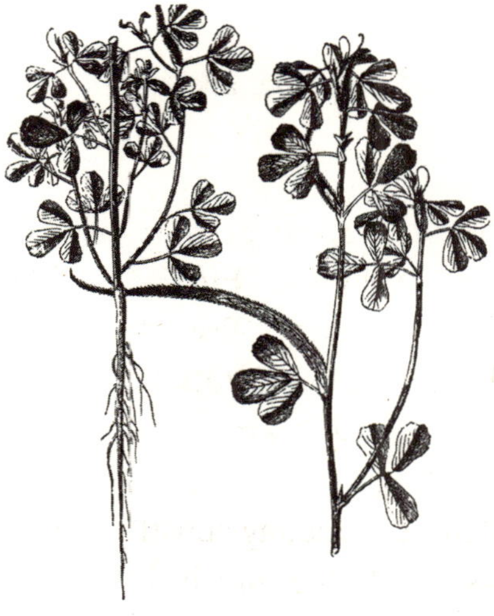

Hafer oder Haber

(Avena sativa L.)

Ein tüchtiges Sieden entzieht den Haferkörnern – auf gleiche Weise kann Gerste behandelt und gebraucht werden – die innewohnende Kraft. Solches Getränk, nahrhaft, leicht verdaulich, kühlend bei vorhandenen inneren Hitzen, ist für Rekonvaleszenten, die z. B. durch die Blattern, durch den Typhus und andere ähnliche Krankheiten übermäßig entkräftet und geschwächt wurden, ein vorzügliches Nährmittel, ein wahres Labsal. Wie oft bedaure ich es, daß man derlei armseligen Kreaturen, die doch vor allem neues, gesundes Blut brauchen, alle möglichen, nur nicht solche Getränke bereitet und bietet!

Die Bereitung ist einfach. Ein Liter Hafer wird 6–8mal mit frischem Wasser gewaschen, dann in zwei Liter Wasser so lange abgekocht, bis dieses zur Hälfte eingesotten ist. In den abgegossenen Absud rührt man 2 Löffel Honig und läßt die Mischung noch einige Minuten kochen!

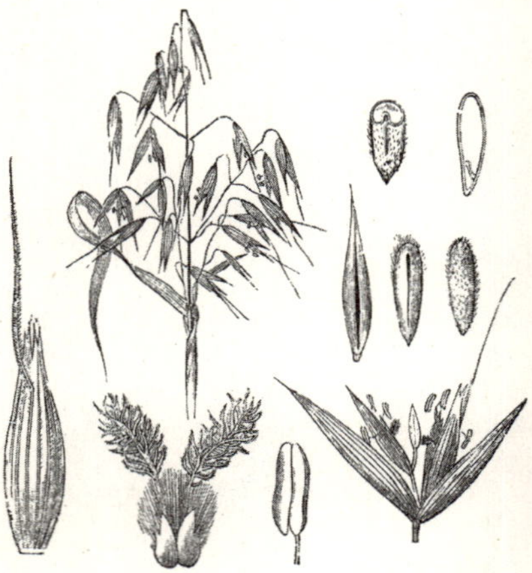

Hagebutten

Am Hundsrosenstrauch (Heckenrose, *Rosa canina* L.) pflückt die auf ihre Hausapotheke denkende Mutter nicht allein die schönen Rosen, sie sammelt auch mit Fleiß die sogenannten Hagebutten, und zwar nicht allein zu Saucen, sondern auch zu Heilzwecken. Diejenige Hausmutter wird mit noch größerem Eifer ihren Garten und auch fremdes Eigentum durchmustern, die in der Familie ein Glied hat, das an Gries oder an Nieren- und Blasenstein, diesen schrecklichen und schmerzlichen Übeln, leidet. Sie weiß, Hagebuttentee lindert und reinigt die Nieren und die Blase.

Ich kenne einen hochbejahrten Greis, welcher in jüngeren Jahren viel an Gries und Stein gelitten hat und sich oftmals nicht zu raten und zu helfen wußte. Man riet ihm diesen Tee, und er gewöhnte sich mit solcher Vorliebe daran, daß abends beim Schlafengehen die seit Jahren übliche Tasse nie fehlen darf; sie ist ihm lieber als ein Glas des besten Weines. »Das sind meine Spirituosen«, sagt er; »das ist das Öl, welches die halb ausgelaufene Maschine des

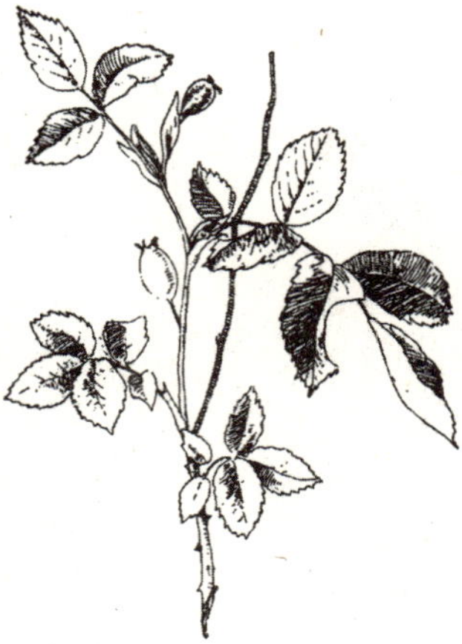

alten Körpers täglich von neuem zum Gange ölt.« Die Hagebutten werden ausgekernt, die Hülsen getrocknet und daraus der Tee bereitet.

Harz- oder Weihrauchkörner

Wie die Kerze träufelt, so träufelt es manchmal aus der Rinde der Tanne oder der Fichte. Ein jeder, der zur Sommer- oder zur Herbstzeit in den Wald geht, kann dieses Träufeln gewahren. Wie hängengebliebene Tränen sehen diese Harzperlen aus, weiß wie Wachs, klar wie Honig, frisch wie Quellwasser.

Das Harz ist das Blut der Tanne, der Fichte, und wenn ein solcher lebenskräftiger Baum ins Fleisch hinein verletzt wird, so blutet er oft ganz gewaltig.

Dieses Harz, das so zäh klebt und dem Ansehen nach edle, körnige Stoffe enthält, muß gewiß eine besondere Kraft haben.

5–6 solcher erbsengroßen Harzkügelchen oder Harztränen, längere Zeit hindurch täglich eingenommen und geschluckt, kräftigen die Brust und wirken merkwürdig stärkend auf die inneren Gefäße.

Ich kannte einen sehr schwächlichen Priester, der täglich ein größeres Quantum dieser harzigen Flüssigkeit zu sich nahm.

»Diesem Kraftsirup«, meinte er, »verdanke ich die Erstarkung meiner Brust.«

Diese Harzpillen kann derjenige, dem sie der nahe Wald nicht liefert, durch Weihrauchkörner weißer Sorte ersetzen. Weihrauch ist ja auch nur ein feines Harz. 6–8 solcher Körner, auf längere Zeit täglich genommen, bilden eine gute Brustkur.

Die Angst vor Unverdaulichkeit dieser Harzsteinchen, wie sie eine hochgehende Phantasie befürchten möchte, soll dir nicht bange machen. Die Natur verarbeitet auch solcherlei Ware recht gut.

Heidelbeere
(*Vaccinium myrtillus* L.)

Um Jakobi herum gehen die Kinder so gerne in die Wälder. Die Heidelbeeren sind reif, eine Leibspeise für die jungen Springinsfelde. Auch alte Kinder lassen sich die Beeren recht gut schmecken. In Großstädten, auf den Obstmärkten sieht man die schwarzen Bekannten korbweise stehen; manches Studentlein denkt an vergangene schöne Jugendzeit, wo es mit der kleinen Schwester in die »Hoidlen« – wie die Schwaben sagen – ging, und läßt sich von der Obstfrau für ein paar Pfennige die anheimelnden Schwärzlinge in die Tasche schütten. Kein Haus sollte sein, das nicht eine gute Portion Heidelbeeren dörrt und fürs Jahr aufbewahrt. Sie sind zu gar vielem nütze.

Man bringt Heidelbeeren, soviel man mit 2–3 Handvoll fassen kann, in ein Glas und gießt guten, echten Branntwein darauf. Je längere Zeit (selbst jahrelang) die angesetzten Beeren stehen, d. h. je besser dieselben ausgezogen werden, um so schärfer wird und wirkt die Medizin solchen Beerengeistes.

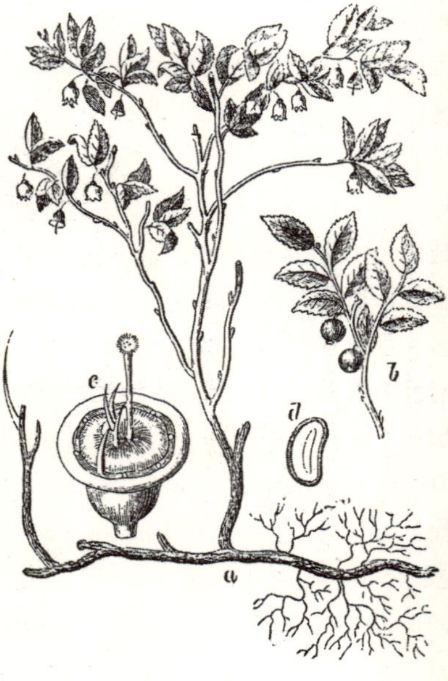

Wer an leichten Diarrhöen leidet, nehme von Zeit zu Zeit einige getrocknete, rohe Heidelbeeren, verkaue und schlucke sie. Sehr oft genügt dieses leichteste Mittelchen. Ich sah Badegäste in großen Badestädten, die, um unangenehmen

Überraschungen auf dem Spaziergang vorzubeugen, von der erfahrenen und umsichtigen Hausfrau derlei »Diarrhöestillpillchen« mit auf den Weg bekamen.

Heftiges, andauerndes Abweichen (Durchfall), mit großen Schmerzen verbunden, bei dem mitunter Blut abgeht, stillt ein Löffel Heidelbeerbranntwein, genommen in ⅛ Liter warmen Wassers. Nach 8–10 Stunden kann man die gleiche Medizin nochmals nehmen. Eine dritte Repetition wird kaum mehr notwendig sein. Suche man in der Apotheke ein unschuldigeres und doch wirksameres Mittel!

Bei gefährlichen Ruhrerkrankungen arbeitet derselbe Heidelbeergeist bei der äußeren Wasseranwendung (warme Aufschläge von Wasser und Essig auf den Unterleib) von innen überaus wirksam entgegen.

Unter den Tinkturen unserer Hausapotheke ist die Heidelbeertinktur die erste und unentbehrlichste. Sie dient in all den oben bezeichneten Fällen und ist einer der wärmsten Freunde des Unterleibes. Die Dosis richtet sich nach dem Grad des Übels: die kleinste beträgt 10–12 Tropfen auf Zucker, die stärkere etwa 30 Tropfen, die stärkste und größte einen Kaffeelöffel, in warmem Wasser oder in Wein (6 Löffel voll) genommen.

Heublumen

Zahlreiche mündliche und schriftliche Berichte haben mich belehrt, daß viele Leute nicht wissen, was sie sich unter »Heublumen« vorzustellen haben. Was man in der Heilkunde unter diesem Namen versteht, ist bereits beim Heublumen-Fußbad erwähnt worden. An dieser Stelle möchte ich nur noch den Heublumen das Wort reden und im allgemeinen auf deren Verwendung hindeuten. Bei beginnender Blutvergiftung, bei erfrorenen Gliedern, bei krampfhaften Unterleibserscheinungen u. a. haben mich die »angeschwellten« (heiß überbrühten) Heublumen nie im Stiche gelassen.

Bei Rheumatismus, Gicht, bei skrophulösen Zuständen leisten Wickel und Hemden, in warmen Heublumenabsud eingetaucht, vortreffliche Dienste. Es verstände mich aber jener nicht recht, der bei den genannten Krankheitserscheinungen mit den Heublumen allein auszureichen meinte.

Holunder, schwarzer

(Sambucus nigra L.)

Dem Hause am nächsten stand in den guten alten Zeiten der Holunderbusch; jetzt ist er vielfach verdrängt und ausgerottet. Es sollte kein Wohnhaus geben, wo er nicht gleichsam als Hausgenosse in der Nähe wäre oder wieder in die Nähe gezogen würde; denn am Holunderbaum sind wirksam die Blätter, die Blüten, die Beeren, die Rinde und die Wurzeln.

Zur Frühlingszeit sucht die kräftige Natur manche Stoffe, die sich im Körper den Winter über angesammelt haben, zu entfernen.

Wer kennt nicht diese Zustände, die sogenannten »Frühlingskrankheiten«, wie Ausschläge, Abweichen (Durchfall), Kolik und ähnliches?

Wer durch eine Frühlingskur Säfte und Blut reinigen und verlegene Stoffe in leichter und natürlicher Weise ausscheiden will, der nehme 6–8 Blätter des Holunderbaumes, schneide sie klein, wie man Tabak schneidet, und lasse den Tee etwa zehn Minuten lang sieden. Dann nehme er in der ganzen Kurzeit täglich des Morgens nüchtern eine Tasse solchen Tees, eine Stunde später sein Frühstück.

Dieser einfachste Blutreinigungstee säubert die Maschine des menschlichen Körpers in vortrefflicher Weise und ersetzt armen Leuten die Pillen und Alpenkräuter u. a., die in feinen Schachteln und Schächtelchen heutzutage die Runde machen und oft ganz sonderbare Wirkung tun.

Wie im Frühling, so kann diese Kur auch zu jeder anderen Jahreszeit vorgenommen werden. Selbst die gedörrten Blätter liefern guten Tee zur Auflösung und Reinigung.

Wer hat nicht schon von Holunderblüten zubereitete Kuchen (die schwäbischen sogenannten »Küchlein«) gegessen? Viele Leute backen dieselben gerade zu der Zeit, in welcher der Baum im weißen Frühlingsschmuck prangt, und sagen, diese Blütenkuchen schützen vor Fieber.

Ich kenne einen Ort, in den der Schüttelfrost sehr häufig Einzug hält. Dort sieht man im Frühling auf jedem Tisch diese Holunderblüten- oder Fieberkuchen. Spitzfindig und kritisch habe ich dieses nie untersucht; die Leutchen mögen ganz ruhig bei ihrem Glauben bleiben; denn solche Kost ist gut und gesund.

Auch die Holunderblüte reinigt, daran zweifelt niemand, und es wäre gut, wenn in jeder Hausapotheke eine Schachtel gedörrter Blüten aufbewahrt würde. Der Winter ist lang, und es kann Fälle geben, in denen ein derart lösendes und schweißtreibendes Mittelchen überaus treffliche Dienste leistet. Schaden kann solcher Tee niemals bringen.

Bei Organismen, in welche die Wassersucht Einzug halten, sich ansetzen will, treibt die Holunderwurzel, als Tee zubereitet, so kräftig Wasser aus, daß sie kaum von irgendeinem andern Medikament übertroffen wird. Dabei ist ihr Wirken ganz schuldlos.

Die Beere, welche zur Herbstzeit häufig gekocht und als Brei, als Mus gegessen wird, wurde von den Alten hochgeschätzt als Blutreinigungsmittel. Meine selige Mutter hat alle Jahre 14 Tage bis 3 Wochen lang eine solche Holunderkur vorgenommen. Dieses war der Hauptgrund, weshalb unsere Altvordern noch vor 50–60 Jahren mindestens ein paar Holunderbäume vors Haus pflanzten. Wie die hohen Herrschaften heutzuta-

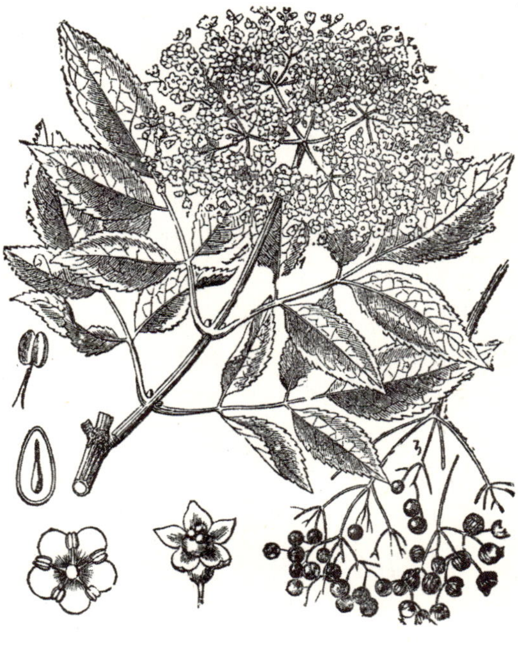

ge zu der teuren Traubenkur wandern, oft nach fernen Ländern, so gingen unsere Eltern und Großeltern in die Kur zum Holunderbaum, der sie in nächster Nähe so billig und oft viel besser bediente. – Vor mehreren Jahren kam ich in ein österreichisches Alpenland. Da sah ich zu meiner großen Freude auch den Holunderbaum noch in Ehren. »Ja daran«, sagte mir ein alter Bauer, »lassen wir keine Beere zugrunde gehen.« Wie einfach, wie rationell (vernünftig)! Die Vögel selbst, ehe sie ihre Herbstwanderung antreten, suchen noch überall den Holunderbaum auf, um ihr Blut zu reinigen und ihre Natur zur weiten Wanderung zu stärken. Wie schade, daß der Mensch alle diese Naturtriebe, »den gesunden Sinn« vor lauter Kunst und Gekünsteltem nicht mehr fühlt und achtet!

Wird die Beere mit Zucker oder besser mit Honig eingekocht, so dient diese Masse zur Winterzeit besonders solchen Leuten vorzüglich, die wenig Bewegung haben, die mehr zu ruhiger, sitzender Lebensweise verurteilt sind. Ein Löffel voll von solchem Eingekochten in ein Glas Wasser gerührt, gibt den herrlichsten Kühl- und Labetrunk ab, reinigt den Magen, wirkt auf Urinausscheidung und günstig auf die Nieren.

Viele Landleute dörren die Beeren. Verkocht man diese gedörrten Beeren zu Brei oder siedet man sie ab zu Tee oder ißt sie dürr, in allen Formen wirken sie sehr gut bei heftigem Abweichen (Durchfall).

Weil man sich an die überaus guten Dienste des Holunderbaumes, dieses treuen und früher so geachteten Hausfreundes, nicht mehr erinnerte, deshalb hat man denselben vielfach verworfen. Daß der alte Freund wieder zu neuem Ansehen kommen möchte!

Honig

Die früheren Generationen behaupteten, junge Leute sollten ja nicht viel Honig essen, er sei für sie viel zu stark; den Alten dagegen »helfe er nochmals auf den Gaul«.

Ich habe den Honig vielfach verwendet und stets gefunden, daß er von vorzüglicher Wirkung ist. Er wirkt lösend, reinigend, stärkend.

Als Beimischung zu Tee für Katarrhe und Verschleimungen benützt man den Honig seit langer Zeit.

Die Landleute verstehen es gut, für äußere Geschwüre die Honigsalbe anzuwenden. Wer nicht die Gewandtheit besitzt, solche Geschwüre mit Wasser zu behandeln, dem rate ich entschieden, vor jeder anderen Schmiererei nach diesem einfachen, unschädlichen und wirksamen Mittel zu greifen. Die Bereitung ist höchst einfach. Man nimmt halb Honig, halb weißes Mehl und rührt die Mischung durch Zugießen von wenig Wasser gut durcheinander. Die rechte Honigsalbe soll ziemlich fest, nicht flüssig sein.

Auch nach innen wirkt der Honig bei verschiedenen kleineren Übeln heilkräftig. Kleinere Magengeschwüre soll er rasch zusammenziehen, reifen und ausheilen. Ich würde nicht raten, den Honig rein, dagegen es sehr anempfehlen, den Honig mit einem passenden Tee vermengt zu nehmen. Ohne Beimischung wirkt dieser edle Extrakt zu stark; noch bevor er den Hals passiert, hat er diesen schon »rauh« gemacht.

Wem das Schlucken wegen Katarrh oder eines ähnlichen Übels schwer geht, lasse einen Kaffeelöffel Honig in ¼ Liter Wasser aufkochen. Jeder Sänger hat so das herrlichste und süßeste Gurgelwasser. Selbst wenn ein Tropfen hinunterrinnt, braucht man sich vor dem Magenverderben und Vergiften nicht zu fürchten.

Das reinigende und stärkende Honig-Augenwasser ist bekannt. Siede einen Kaffeelöffel Honig in ¼ Liter Wasser fünf Minuten lang; alsbald kannst du das Augenläppchen eintauchen.

Eines noch liegt mir am Herzen. Ich kenne einen Herrn von mehr als achtzig Jahren. Dieser bereitet sich seinen Tischwein täglich selbst. Er gießt einen Eßlöffel echten Honig in siedendes Wasser und läßt dieses eine Weile kochen. Der Trank ist fertig; er soll gesund sein, kräftigen und vortrefflich munden. »Meine Gesundheit und meine Rüstigkeit in solchem Alter«, meinte der Greis, »verdanke ich diesem Honigwein.« Mag sein! Soviel kenne ich aus eigener Erfahrung (ich habe sehr viel Honigwein bereitet, sehr viel trinken sehen, selbst auch manchmal ein Glas getrunken): dieser Wein wirkt lösend, reinigend, nährend und stärkend. Nicht nur dem schwachen, auch dem starken Geschlecht würde so ein Trank alle Ehre machen. Ich denke dabei stets an den Honigmet der alten Deutschen. Diesem unverfälschten Bier schrieben sie, wie Tacitus erzählt, hauptsächlich ihre Gesundheit und ihr hohes Alter zu. Wer als echter Sohn urdeutscher Väter sich einmal also gestimmt fühlt, kann das Rezept dieses außer Gebrauch gekommenen Getränkes auf Seite 141f. finden.

Huflattich

(Tussilago farfara L.)

Der Schöpfer hat manches Kraut und manche Pflanze wachsen lassen, die man wenig achtet oder gar verachtet, so daß man eine Freude hat, einer solchen Pflanze einen Fußtritt geben zu können. Dieses Schicksal trifft auch den Huflattich, weil er gewöhnlich als

das reinste Unkraut gilt. Wer aber diese Pflanze kennt, wird sie hochschätzen und als vorzügliches Hausmittel behandeln.

Zum Reinigen der Brust und zum Säubern der Lungen ist es sehr ratsam, Lattichtee zu trinken. Engbrüstigkeit und Husten kann recht leicht durch diese eine Pflanze behoben werden, besonders wenn eine Anlage zur Schwindsucht vorhanden ist. Diese Blätter können, auf ein Tuch geheftet oder auch ohne dasselbe, auf die Brust gelegt werden. Sie ziehen die Hitze aus, hemmen Schwächen oder entfernen die Fieber. Vorzüglich wirken diese Blätter auf offene Geschwüre gelegt ; sie nehmen die Hitze, den Zuschlag (Röte) und ziehen die schädlichen Stoffe nach außen.

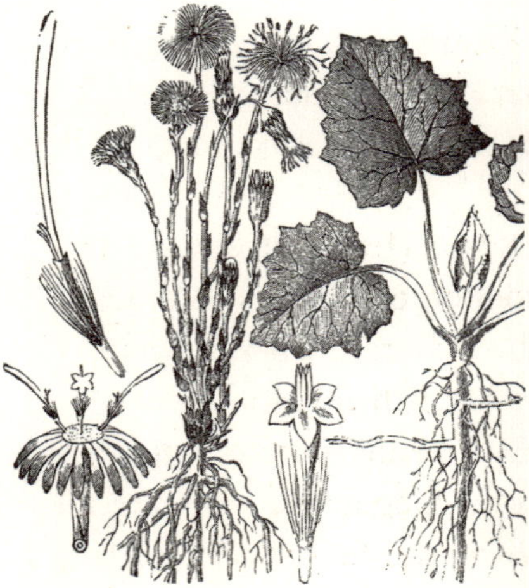

Ganz besonders wirksam zeigen sich die Blätter bei offenen Füßen, wenn die Stellen blau und schwarz, stark entzündet sind; sie nehmen die Hitze und den Schmerz, und wiederholt aufgelegt sind sie ein ausgezeichnetes Heilmittel. Also bei hitzigen Geschwüren, bei Rotlauf, Gesichtsrose und ähnlichen Zuständen haben wir im Huflattich ein vorzügliches Mittel. Diese Huflattichblätter können auch im Schatten getrocknet, zu Pulver gerieben und als solches eingenommen werden; täglich zwei- bis dreimal jedesmal ein bis zwei Messerspitzen voll; dieses Pulver kann sogar in der Kost genommen werden.

Johanniskraut

(Hypericum perforatum L.)

Das Johanniskraut führte seiner großen Wirkungen wegen früher den Namen Hexenkraut. Heutzutage sind seine Leistungen und es selbst ganz vergessen.

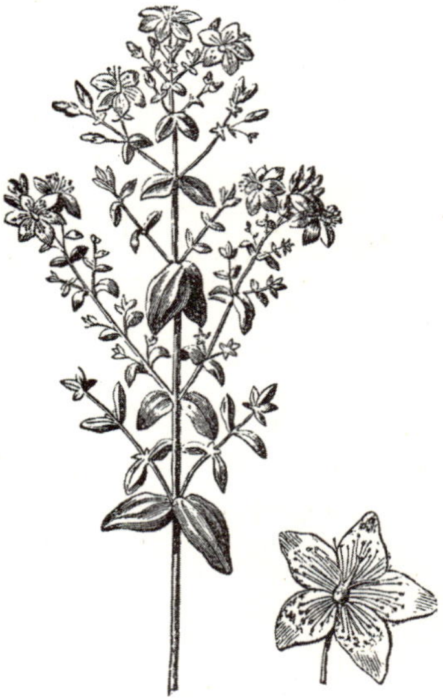

Dieses Heilkraut übt besonderen Einfluß aus auf die Leber; sein Tee ist ihr vorzüglichstes Heilmittel. Eine kleine Beimischung von Aloëpulver erhöht die Wirkung, die sich im Urin zeigt, der oft ganze Flocken unreiner Krankheitsstoffe mitschwemmt.

Kopfleiden, die von wäßrigen Stoffen oder Verschleimungen im Kopf, auch von zum Kopf dringenden Gasen herrühren, Magendrücken, leichte Verschleimungen von Brust und Lunge heilt Tee von Johanniskraut in Bälde.

Mütter, denen kleine Bettnässer viel Arbeit und Sorge bereiten, wissen von der stärkenden Wirkung solchen Tees manches zu berichten.

In Ermangelung von Johanniskraut wende man für all die genannten Zustände die Schafgarbe *(Achillea millefolium* L.) an.

Kamille
(Matricaria chamomilla L.)
[heute: Chamomilla recutita]

Kamillentee wird bei Erkältungen, besonders wenn diese fieberartige Zustände begleiten, bei Grimmen (heftigem Leibweh), Krämpfen, starken Kongestionen usw. verwendet; die Kamillensäckchen sodann, die trefflichen Wärmer bei verschiedenen Zuständen, sind in jedem Haus so liebe Bekannte, daß es überflüssig erscheint, darüber ein weiteres zu sagen.

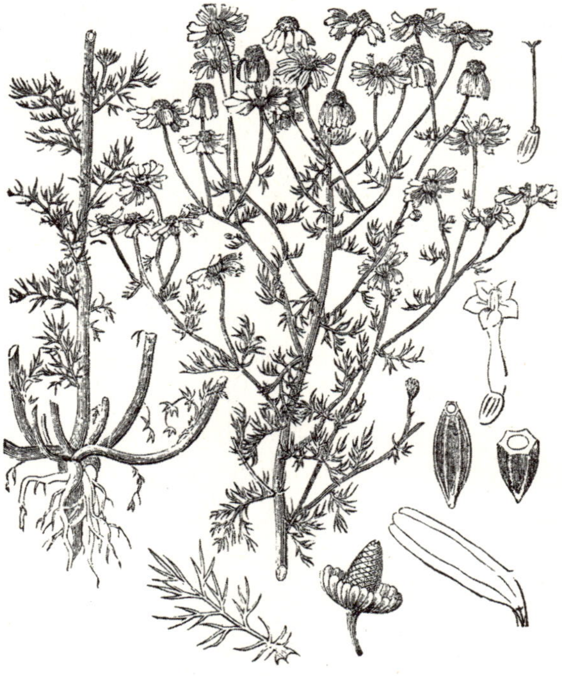

Kampfer

(Laurus Camphora L.)

[heute: Cinnamomum camphora L.]

Die Anwendung von Kampher ist eine allgemein bekannte und geübte. Derselbe wirkt lindernd, erweichend, schmerzstillend.

Zur Verwendung kommt der Kampher im Kampherspiritus und im Kampheröl.

Der Kampherspiritus wird bereitet, indem man ein Stück Kampher, so groß wie eine Haselnuß, in einem Viertelliter Spiritus auflöst, und dient nur äußerlich zum Einreiben bei Quetschungen, Verrenkungen, rheumatischen und krampfhaften Zuständen. Viele benützen ihn zur Stärkung und Kräftigung irgendeines Gliedes; sie tun vollkommen recht.

Kampher, in Baumöl, Salatöl oder Mandelöl so lange gerieben, bis er aufgelöst ist, gibt das Kampheröl. Es erweist sich als vortrefflich zu Einreibungen bei Rheumatismus und Rückenschmerzen und lindert die großen Schmerzen, welche Gichtarten und ähnliche Geschwülste und Verknorpelungen verursachen.

Kleie

Wie unbegreiflich wir Menschen uns in manchen Stücken benehmen, das zeigt so recht, wenn auch nur in einem kleinen, unscheinbaren Punkt, die Behandlung der Kleie. Jede Dienstmagd wirft die Kleie den Schweinen vor, die Kleie, die, ich möchte sagen, gesündere und kräftigere Nährstoffe enthält als das Mehl selbst. Viel vernünftiger würde diejenige Hausmutter handeln, welche die nahr- und heilkräftige Kleie sorgfältig in selbsteigenen Verwahr nähme und dieses edle, nahrhafte und gesunde Heilmittel ihren Kindern gönnte. Schwächlingen, Rekonvaleszenten und Kindern ist nichts lieber als leichtverdauliche Speisen. Was die schwächste Natur noch verarbeiten kann, ist ein Absud der Kleie, gleichsam der Extrakt der Frucht selbst.*

Man nehme Weizen- oder Kornkleie und koche sie drei Viertelstunden in heißem Wasser. Dann presse man die Kleie aus, mische in den Absud Honig und lasse die Mischung nochmals eine Viertelstunde aufkochen. Von dem fertigen Kleientrunk nehme der Patient zweimal im Tag je einen Viertelliter. Semmelbrot, das er in den süßen Saft taucht, wird ihm sehr gut schmecken.

Für Kinder und alte Leute weiß ich kaum einen besseren Trank; mit Dank werden dieselben stets dieses Labsal begrüßen.

Daß wir alle doch wieder einfacher, genügsamer, natürlicher zu werden strebten! Gott gebe es; viel hängt davon ab!

---

* Das darf nicht befremden. Bekannt ist ja auch oder dürfte es sein, daß z. B. in den Schalen (schwäbisch »Schelfen«) der Äpfel, Birnen etc. mehr Kraft steckt als in dem Fleisch der Früchte selbst. Die Essigprobe (aus den Früchten oder den Schalen) wird meine Behauptung sicherlich nicht im Stich lassen.

Knochenmehl*

Von diesem Knochenkohlenpulver bereite ich mir stets drei Sorten. Die erste Sorte ist das sogenannte

a) Schwarze Pulver
Ich nehme gesunde Knochen eines gesunden, geschlachteten Stükkes Vieh und setze dieselben so lange der Glühhitze aus, bis die Knochen zu Kohle verbrannt sind. Diese schwarzen Knochenkohlen werden fein zerstoßen, und das überaus einfache und unschädliche schwarze Pulver ist fertig.

Als zweite Sorte verwahre ich das sogenannte

b) Weiße Pulver
Ich brenne die Knochen wie Kalk, d. h. so lange, bis sie das Aussehen haben wie frischgebrannter Kalk. In der Tat habe ich ja auch der Hauptsache nach Kalk vor mir; denn die beigemengten Salze oder anderen Stoffe bilden bei weitem den kleinsten Teil. Die verkalkten Stoffe werden wieder pulverisiert, d. h. zu Pulver zermalmt, und ich habe ein Pulver, welches das Ansehen hat wie Kreidemehl, das sogenannte weiße Pulver.

---

* Siehe auch »Kreidemehl«, Seite 88f.

Eine dritte Sorte nenne ich das

c) Graue Pulver
Ein Teil weißes Pulver, ein Teil schwarzes Pulver, ein Teil zerstoßener weißer Weihrauchkörner dürften in der Farbenmischung ungefähr auf Grau herauskommen. Daher der Name.

Wer meine Bemerkungen zu der Rubrik »Kreidemehl« gelesen hat, wird verstehen, weshalb das Knochenkohlenpulver in meiner Hausapotheke eine Rolle, und zwar eine sehr wichtige Rolle spielt.

Nach schweren Krankheiten und bei Patienten, die recht geschwächt, an Kräften tief heruntergekommen sind, ist die Wirkung am auffallendsten. Ich selbst konnte manchmal mein Staunen nicht unterdrücken.

Unklar könnte erscheinen, weshalb ich drei verschiedene Pulver von denselben Knochen bereite. Die drei Arten des Knochenkohlenpulvers entsprechen verschiedenen Arten der Schwäche, an welcher die Patienten leiden.

Rekonvaleszenten, die eine Kräftigung des Gesamtorganismus notwendig haben, selbst Kinder, die wie verkümmerte Waldbäumlein ein elendes Dasein fristen und, man weiß nicht, warum, mit den Jahren doch nicht an Kraft zunehmen (hierher zählen besonders die Kinder, welche an der sogenannten englischen Krankheit leiden), bekommen das schwarze Pulver täglich in Wasser oder in der Speise, ein bis zwei Messerspitzen. Patienten, bei denen ich sehe, daß die Maschine nur langsam und träge arbeitet, daß es mit der Verdauung und Blutbildung schlecht bestellt ist, daß manche Bestandteile des Körpers nur karg und unregelmäßig das bekommen, was sie zum Wachstum, zum Ansatz notwendig brauchen, daß insbesondere das Knochengerüste wie ein baufälliges Mauergerüst wackelt und am Zusammenbrechen ist, solche bekommen das weiße Kalkpulver. Wie die Mutter dem ganz Kleinen Mehlbrei gibt, der dem noch zahnlosen Milchkindlein mund- und magengerecht ist, so bediene ich sozusagen die armen, hungrigen Knochen mit Knochenmehl, auf daß sie einzeln und im Ganzen wieder zusammenhalten.

Wie die Beimischung des Weihrauches besagt, wird das graue Pulver insbesondere denjenigen Patienten oder Rekonvaleszenten verabreicht werden, bei denen die inneren Gefäße in großem Schwächezustand sind. Nun hast du, lieber Leser, das Geheimnis vom schwarzen, weißen und grauen Pulver, von dem viele, sehr viele Patienten zu erzählen wissen und worüber schon so viel geraten und disputiert worden ist. Glaube mir, durch diese Pulver allein hätte ich ein reicher Mann werden können! Ich verabscheue und verurteile im Prinzip die Geheimmittelei und stimme vollkommen jenen bei, welche dieselbe als Pfuscherei und Quacksalberei brandmarken und verdammen. Meine Mittel brauchen das hellste Tageslicht nicht zu scheuen. Jeder prüfe und wähle das Beste!

Kohlenstaub

Kohlenstaub wird stets aus Holzkohle bereitet. Den feinsten und besten liefert das Lindenholz, den selbst manche Apotheker bereiten. In Ermangelung von Lindenholzkohlen reicht jede Holzkohle aus. Je frischer sie ist, desto bessere Dienste tat sie. Die frischeste Kohle ist die soeben aus dem Feuer geholte. Zerdrücke sie fein, und du hast den obengenannten Kohlenstaub!

Nach Krankheiten, in denen die Verdauungsorgane schwer gelitten haben, erleichtert diese unsere Kohle die Arbeit um ein gutes Stück. Es klingt vielleicht sonderbar, aber es ist so. Am leichtesten nehmen solche Rekonvaleszenten den Kohlenstaub in Milch mit etwas Zucker. Das Quantum darf täglich einen mittleren Eßlöffel ausmachen und auf einmal oder in zwei Malen genommen werden.

Auszehrende dürfen täglich im ganzen zu verschiedenen Zeiten zwei Schoppen Milch trinken und in jeden Schoppen (Glas) einen Löffel Kohlenstaub mischen.

Besondere Wirkung erzielt man bei Leberkrankheiten. Das Pulver werde wieder in Milch genommen.

Auf alle eiternden, netzenden Geschwüre gepudert, täglich ein- bis zweimal, saugt der Kohlenstaub auf und befördert und beschleunigt durch diese Austrocknung die Neubildung der Haut.

Kreidemehl*

Wer hat nicht schon gesehen, wie nicht allein die Hühner, sondern auch andere Haustiere Körnchen von Kalk oder Mörtel verschlucken? Und wer hat nicht schon gehört, wie es notwendig geworden ist, vor manchem Kind die Schulkreide zu verstecken, weil es sonst dieselbe entwendet und mit leidenschaftlichem Behagen das Stück wie Zucker zerbeißt und ißt? Sollte die Kreide bei manchen Zuständen dem Menschen in der Tat dienlich sein? Obige Vorkommnisse mahnen zu reiflichem Nachdenken. Ich habe Kreidemehl in großen Quantitäten selbst angewendet und viele es anwenden lassen. Die Erfolge waren ganz merkwürdige, d. i. überaus günstige.

Die Kreide enthält Kalk, Schwefel und andere Stoffe, oder sagen wir lieber Baumaterialien, welche der menschliche Körper notwendig braucht, insbesondere zum Bau des Knochengerüstes, dieses herrlichen und kunstfertigen Baues des tüchtigsten Baumeisters.

---

* Siehe auch »Knochenmehl«, Seite 84.

Bei Schwächlingen könnte der Bau mißraten oder an Festigkeit einbüßen; es fehlt ihnen gleichsam der gute Kalk, der alles andere, Sand und Steine, bindet.

Diesen, selbst Kindern, die recht schwach sind, gebe ich Kreidemehl, täglich eine Messerspitze in Wasser oder in der Speise. Da das Mehl geschmack- und geruchlos ist, nimmt man es sehr leicht.

Wer an schwacher Verdauung leidet, wer überhaupt bei aller Pflege nicht recht wachsen oder gedeihen will, probiere einmal täglich das oben angegebene Quantum Kreidemehl.

»Hier ist gegipst«, ließ Franklin mit solchem oder wenigstens ähnlichem Kreidestaub auf ein herrlich prangendes Kleefeld in großen Lettern schreiben. »Bei diesem oder jenem wurde gekreidet«, könnte ich von vielen Patienten sagen, die mir unter die Hände geraten sind.

Vor allen anderen Kranken empfehle ich diesen weißen Staub Bleichsüchtigen, die jeden Tag nicht eine, sondern zwei Messerspitzen – die eine in der Frühe, die andere abends – nehmen sollen. Ihr Weiß wird dieses Weiß bald wieder ins gesunde, lebensfrische Rot verwandeln.

Wirksamer noch als Kreidemehl ist Knochenmehl.

Kümmel

(Carum Carvi L.)

Siehe unter »Fenchel«, Seite 60f.

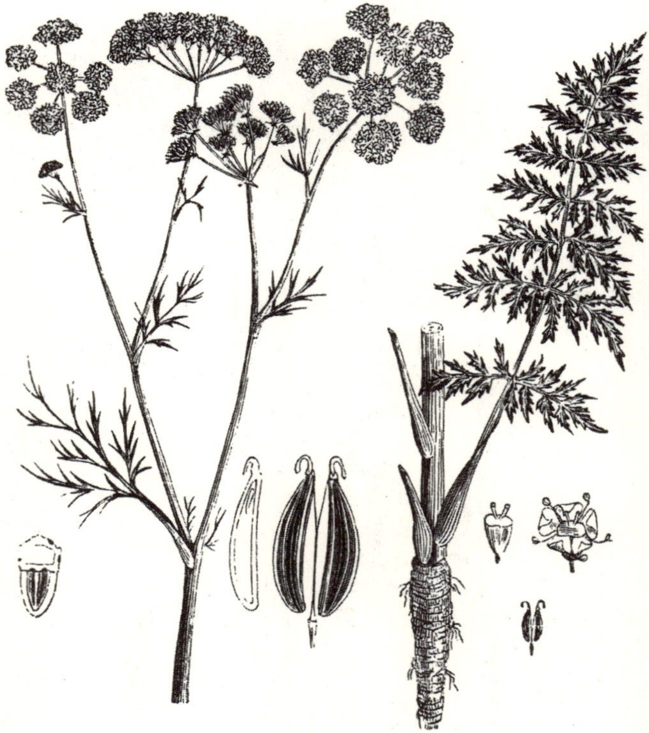

Lavendel, Spike

(Lavandula vera DC.)

[heute: *Lavandula angustifolia* Mill.]

Siehe unter »Spiköl«, Seite 109f.

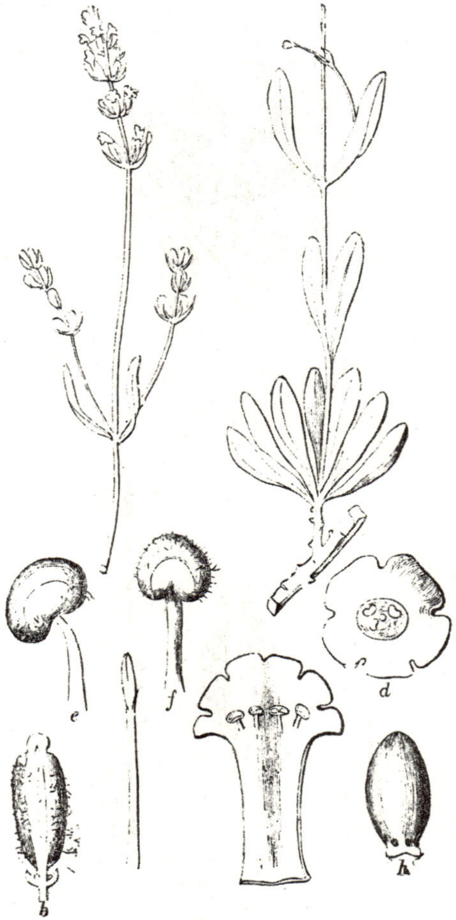

Lebertran

Ein tüchtiger Militärarzt tat mir gegenüber einst den Ausspruch:

»Mit Lebertran wird großer Unfug getrieben, und schlechter Lebertran hat oft schon recht bittere Folgen nach sich gezogen. Es gibt Inseln, dort wirkt er bei skrophulösen Zuständen. Sonst aber verachte ich ihn.«

Niemand ist an dieses Urteil gebunden. Ich für meine Person verwende denselben nie. Als Heilmittel gilt er mir nicht, und da ich schlechten Lebertran als Nährmittel fürchte, gebe ich zur Nahrung anderes, welches das reichlich ersetzt und bringt, was Lebertran bringen soll.

Leinsamen

(Linum usitatissimum L.)

Die Leinsamenumschläge oder -aufleger sind allbekannt und allgemein in Übung. Mit denselben erzielt man ähnliche Wirkung (kühlend, aufweichend, lösend, ausziehend) wie mit *Foenum graecum.* Ich gebe letzterem den Vorzug, da es mit mehr Kraft und Energie den Feind angreift.

Lindenblüten
(Tilia grandifolia und *parvitolia Ehrh.)*
[heute: *Tilia platyphyllos* und *cordata]*

Fast nur noch ältere Leute der alten Schule sammeln die einst so beliebten Lindenblüten. Sie haben ganz recht und mögen nur treu und konservativ bleiben.

Der Lindenblütentee ist neben dem Holunderblütentee der bekannteste Schwitztee. Über das Schwitzen, wie es in der Regel betrieben, vielmehr dem mißhandelten Körper ausgepreßt wird, habe ich meine für dasselbe nicht günstigen Sonderansichten. Dagegen verwende ich die Blüten sehr gerne für die den Schweiß erzeugenden und das Schwitzen ersetzenden Dämpfe.

Trefflich wirkt solcher Tee bei altem Husten, bei Verschleimungen der Lunge und Luftröhre, bei Unterleibsbeschwerden, die ihren Ursprung in der Verschleimung der Nieren haben.

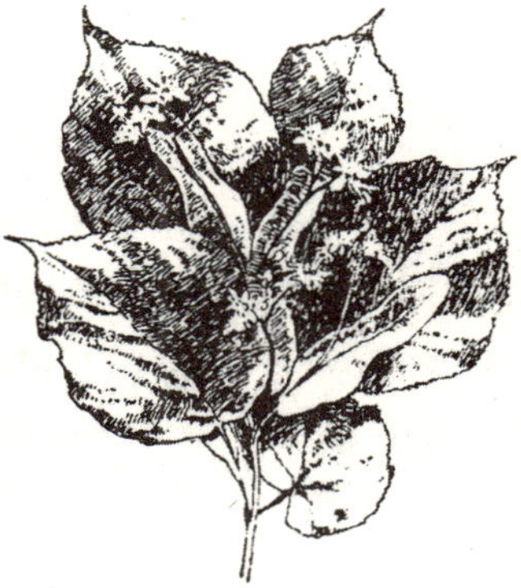

Statt der Lindenblüten verwende ich vielfach das Johanniskraut mit oder ohne Mischung von Schafgarbe; siehe unter »Johanniskraut«, Seite 79.

Lungenkraut

(Pulmonaria officinalis)

Siehe unter »Spitzwegerich«, Seite 110f.

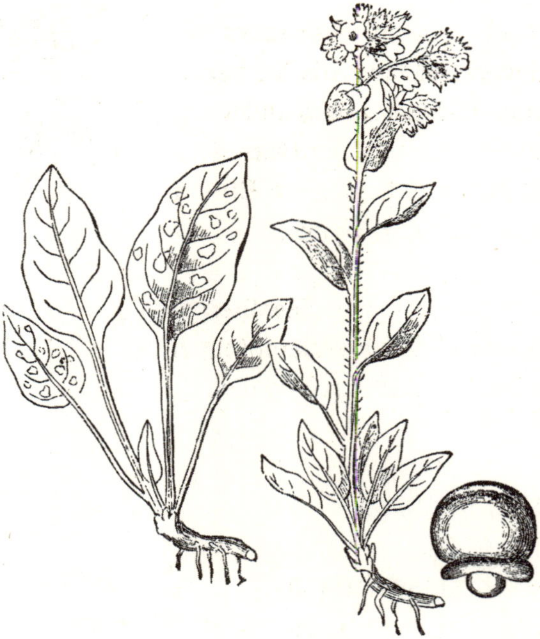

Malve oder Stockrose

(Althaea rosea L.)

[heute: *Alcea rosea* L.]

Unter den Blumen im Garten dürfen die Malven nicht fehlen. Als der gute Schöpfer ihre uns erfreuende Blüte malte, hat er mit der Farbe in jedes Blättchen einen Tropfen Heilsaft gegossen.

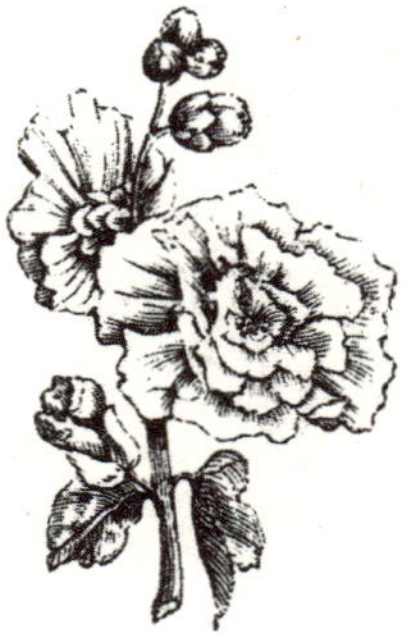

Die Malvenblüten, besonders die der schwarzen Malve, als Tee bereitet, heilen Halsgebrechen und lösen Verschleimungen auf der Brust. Gewöhnlich mischt man diese Blüten mit jenen des Wollkrautes.

Zu Dämpfen, mögen dieselben zum Einatmen oder insbesondere als Ohrendämpfe dienen, erweist sich die Malve als sehr nützlich.

Mandelöl

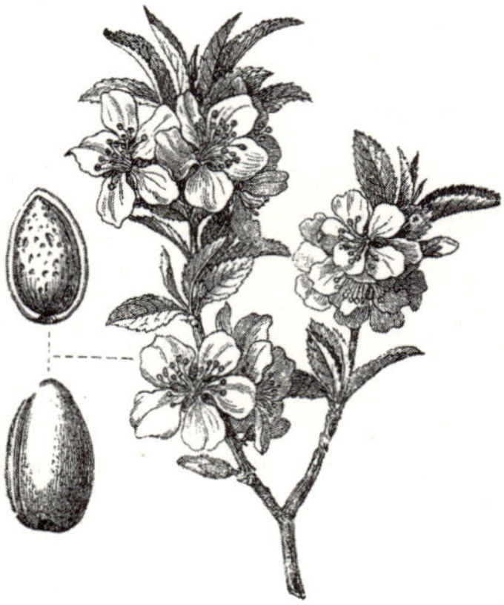

Das süße Mandelöl soll unter den Ölen der Hausapotheke einen der ersten Plätze einnehmen. Dasselbe wirkt bei verschiedenen Leiden und Gebrechen, innerlichen wie äußerlichen, lindernd, kühlend, lösend.

Bei Verschleimungen in der Luftröhre, im Magen löst es auf und stellt in letzterem Fall den Appetit und die Verdauung wieder her.

Bei Entzündungen, besonders bei der gefürchteten Lungenentzündung, kühlt es. Solche Kranke sollen täglich drei- bis viermal je einen Kaffeelöffel Mandelöl einnehmen.

Äußerlich angewendet, dient dieses Öl vorzüglich bei den verschiedenen Ohrenleiden. Bei Ohrensausen, Ohrenreißen, Ohrenkrampf, bei verhärtetem Ohrenfett ist Mandelöl das beste mir bekannte schmerzstillende, eventuell auflösende Mittel. Man gieße sechs bis acht Tropfen in das leidende Ohr und verstopfe dieses mit Baumwolle.

Wer durch Erkältung, Zugluft, rheumatische Zustände am Gehör gelitten hat, gieße den einen Tag in das eine Ohr sieben bis acht Tropfen, den andern Tag in das andere ebensoviel und verstopfe jedesmal die Öffnung. Nach einigen Tagen kann er, mit lauwarmen Wasser das innere Ohr ausspülend, nach dem Erfolg forschen. Besser noch ist der Patient daran, welcher sich durch einen Sachverständigen sachte mit einem Ohrenspritzchen behandeln läßt.

Geschwülste mit großen Hitzen (Entzündungen) sollen mit Mandelöl zart eingerieben werden; es lindert den stechenden Schmerz und kühlt die brennende Hitze.

Die sogenannten »Schrunden« der Landleute, die manchmal recht weh tun, die durch Sitzen, Liegen, Reiten usw. entstandenen Wunden, mögen diese was immer für einen Körperteil peinigen, werden durch Anwendung (gelindes Einreiben) mit süßem Mandelöl vortrefflich behandelt. Wer unser Öl nicht besitzt, nehme statt dessen Salatöl; siehe Seite 104f.

Minze, Pfeffer- und Wasserminze
(Mentha piperita L. und *Mentha aquatica* L.)

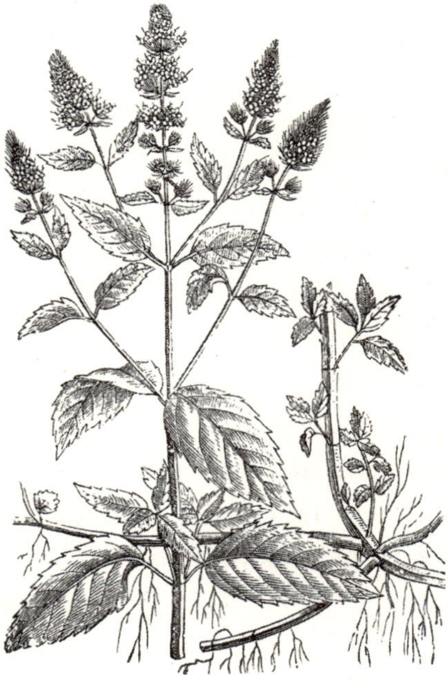

Pfeffer- (im Garten) und Wasserminze sind verwendbar und in ihren Wirkungen wenig verschieden. Der Wasserminze, die stärker wirkt, gebe ich den Vorzug. Die

Minze zählt zu den Hauptmitteln, welche den Magen stärken und die Verdauung befördern. Schon der würzige Geruch zeigt an, daß dieses Kräutchen bezüglich seiner Heilkraft einen vornehmen Platz einnehmen müsse. Wer Minzenkräuter bei heftigem Kopfweh auf die Stirn bindet, wird bald schon ein Nachlassen und eine Beruhigung fühlen.

Minzentee, jeden Morgen und jeden Abend eine Tasse, befördert die Verdauung und macht das Aussehen gesund und frisch.

Denselben Dienst tut das Pulver, wenn ich täglich ein bis zwei Messerspitzen desselben in Speisen oder in Wasser nehme.

Durch Krankheit sehr Geschwächte, bei jeder Kleinigkeit vom Herzklopfen Befallene, viel an Übelkeiten und häufigem Erbrechen Leidende sollen den Tee und das Pulver der Minze recht oft gebrauchen.

Minzentee, in halb Wasser und halb Wein bereitet, mehrere Tage hindurch täglich eine Tasse genommen, nimmt den übel- und faulriechenden Atem.

Minzenabsud, mit Essig bereitet, von Zeit zu Zeit löffelweise (1–2 Kaffeelöffel) genommen, stillt das Blutbrechen.

Minzen, in Milch wie Tee bereitet und warm getrunken, benehmen die Unterleibsschmerzen.

Daß doch jede Hausfrau diesen wohledlen Pflänzchen neben der Raute ein Eckchen im Garten anweisen möchte! Sie lohnen die Mühe allein schon durch den ungemein erfrischenden Wohlduft, den sie bei jeder Berührung freigebigst in unsere Hand legen.

Mistel *(Viscum album* L.)

Diese Schmarotzerpflanze, die insbesondere auf alten Bäumen gut gedeiht, ist gleichwohl eine treffliche Heilpflanze. Ihre Heilwirkungen erstrecken sich in erster Linie aufs Blut, und ich kann den Müttern nicht genug ans Herz legen, recht gute Bekanntschaft mit diesem Kraut zu machen.

Tee von Mistel stillt Blutflüsse. Ich könnte eine Reihe von Fällen aufzählen, bei denen eine einzige Tasse zur Stillung genügt hat.

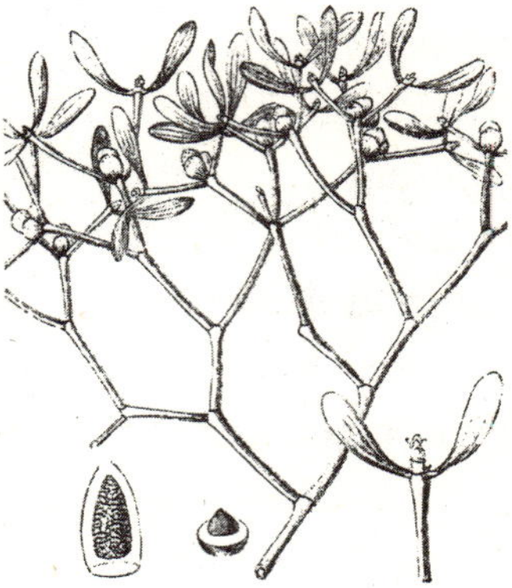

Auch bei anderen Störungen im Blutumlauf kann

diese Pflanze und ihr durchaus unschädlicher Tee zu Rate gezogen werden.

Mit Misteln kann man (zur Hälfte) Zinnkraut mischen; auch Santala, ein rotes Pulver, dient gut zur Beimengung; siehe unter »Santala«, Seite 106.

Nelkenöl

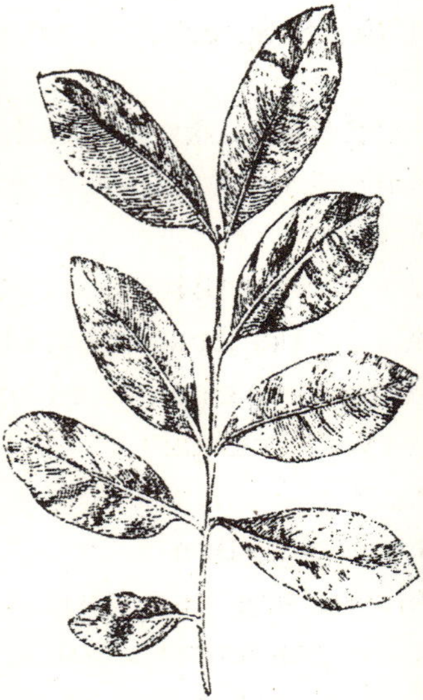

Das Nelkenöl wirkt ähnlich wie das Mandelund das Salatöl, mit denen es auch häufig vermischt wird.

Als besonders dienlich hat es sich mir erwiesen gegen faule Gase und verdorbene, faule Säfte und Stoffe im Magen.

In der Regel nimmt man das Nelkenöl auf Zucker, täglich ein- bis zweimal, je 4–6 Tropfen.

Raute, Garten- oder Wein-Raute
(Ruta graveolens L.)

Diese edle, heilkräftige Pflanze ist leider noch allzuwenig bekannt, das heißt in ihren vorzüglichen Wirkungen anerkannt. Die Pflanzen reden zu uns durch ihren Geruch. Wie klar und durchdringend meldet die Raute ihren guten Willen, uns Menschen, für die sie geschaffen, zu helfen, verschiedenes Leid zu lindern, als wenn jedes der kleinen Blättchen gleichsam ein Zünglein wäre. Daß wir dieses Sprechen stets verstünden!

Die Raute wirkt, wie und wo immer sie angewendet wird, stärkend und kräftigend.

Wer nur ein Blättchen kaut, kann diese Wirkung alsbald auf der Zunge verspüren. Dazu erquickt sein Geschmack die ganze Mundhöhle; er tut wohl und hält an wie Weihrauchduft, der ein Haus erfüllt.

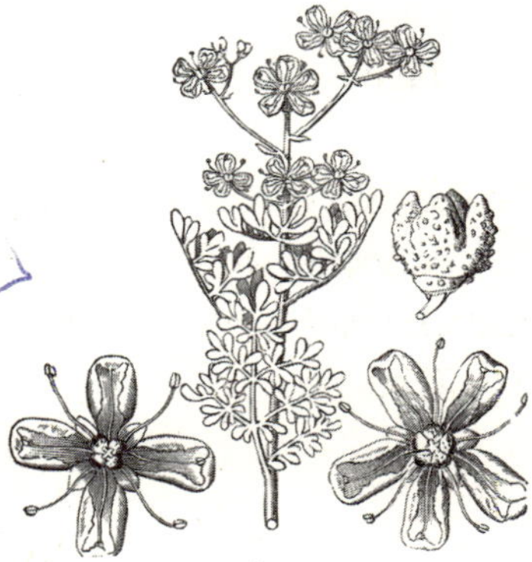

Bei Kongestionen, d. i. Blutandrang zum Kopf, bei Eingenommenheit des Kopfes, bei Schwindel bewährt sich Tee von Raute vortrefflich; nicht minder bei Atmungsbeschwerden, Herzklopfen und allen Unterleibsbeschwerden und -zuständen (Krämpfen usw.), die in Schwäche des Gesamtkörpers oder einzelner Organe ihren Grund haben. Ich empfehle diesen Tee insbesondere allen jenen Personen, die zu den genannten Schwächen, zu Krämpfen, Hysterie usw. Anlage verraten.

Wer Raute in Spiritus ansetzt, kann statt des Tees bei den bezeichneten Übeln täglich (höchstens) zweimal 10–12 Tropfen auf Zucker einnehmen.

Rautenöl wird ebenso genommen. Die Bereitung des letzteren geschieht folgendermaßen: Gedörrte Rautenblättchen werden zerquetscht und in ein Glas gebracht. Daran gießt man feineres Salatöl und stellt das Glas längere Zeit an die Wärme. Später gießt man den Inhalt ab und nimmt ihn, wie angegeben, tropfenweise.

Rosmarin
(Rosmarinus officinalis L.)

Ein Sträußchen von Rosmarin darf am Hochzeitstage keinem Gast, bei solennen (feierlichen) Festlichkeiten keinem rechten Teilnehmer fehlen. Eine Schande aber wäre es nicht minder, wenn dem Sammler für die Hausapotheke dieses würzige Kraut entginge.

Rosmarin ist ein vorzügliches Magenmittel. Als Tee zubereitet und getrunken, reinigt er den Magen von Verschleimungen, bewirkt guten Appetit und gute Verdauung. Wer gerne das Medizinglas auf seinem Tisch oder Stuhl prangen sieht, diesen Tröster in Krankheiten, der fülle ein solches mit Rosmarintee und nehme morgens und abends je zwei bis vier Eßlöffel voll. Der Magen wird bald Räson annehmen, d. i. nicht mehr lange in der Verschleimung steckenbleiben.

Rosmarinwein sodann, in kleinen Portionen getrunken, hat sich als treffliches Mittel gegen Herzgebrechen bewährt. Er wirkt beruhigend und bei Herzwassersucht stark auf Ausscheidung durch den Urin.

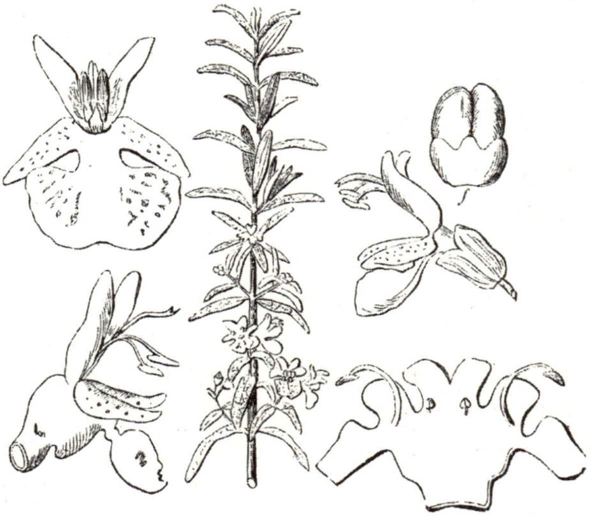

Dieselben Dienste leistet solcher Wein bei der Wassersucht überhaupt.

In beiden Leiden nehme man täglich morgens und abends 3–4 Eßlöffel oder ein kleines Weingläschen von dem angenehmen Trank, an den man sich bald gewöhnen wird.

Zur überaus einfachen Bereitung schneide man eine Handvoll Rosmarin möglichst klein, bringe das Zerschnittene in eine Flasche und gieße diese mit gutem, gelagertem (am besten Weiß-)Wein auf. Nach einem halben Tag schon ist der Abguß als Rosmarinwein verwendbar.

Dieselben Blättchen können zu einem neuen Ansatz nochmals verwendet werden.

Salatöl

Salatöl ist jede Sorte (Art) von Öl, die zur Bereitung der Speisen, besonders des Salates verwendet wird. Im Handel nennt man es gewöhnlich Tafelöl, Tischöl oder Speiseöl. Die edelste, vorzüglichste dieser Sorten bildet das reine, feine Olivenöl.

Man lese das über das Mandelöl Gesagte nach; wenn dieses abgeht (fehlt), kommt Salatöl in Verwendung. Bei geringem Vorrat von Mandelöl kann ihm Salatöl beigemischt werden.

Das hier genannte Salatöl soll reines Provenceröl (Olivenöl zweiter Güte, weil aus zweiter Pressung) oder wenigstens reines Rapsöl sein.

Die Art der Verwendung (das Wie und Wo) ist dieselbe wie jene des Mandelöls.

Salbei, Gartensalbei
(*Salvia officinalis* L.)

Wer ein Gärtchen beim Haus hat, wird, wenn er es neu anlegt, den Salbeistock nicht vergessen; er ist eine hübsche Zierpflanze. Oft habe ich's gesehen, daß Vorübergehende ein Blatt nahmen und damit die schwarzen Zähne rieben. Dieses besagt, daß Salbei reinigende Kraft besitzt.

Alte, eiternde Schäden (Wunden), mit Absud von Salbei ausgewaschen oder überbunden, heilen sicher und schnell.

Verschleimungen in Gaumen, Hals und Magen entfernt Tee von Salbei.

Salbei, den man wie Tee in Wasser und Wein absiedet und trinkt, reinigt Leber und Nieren.

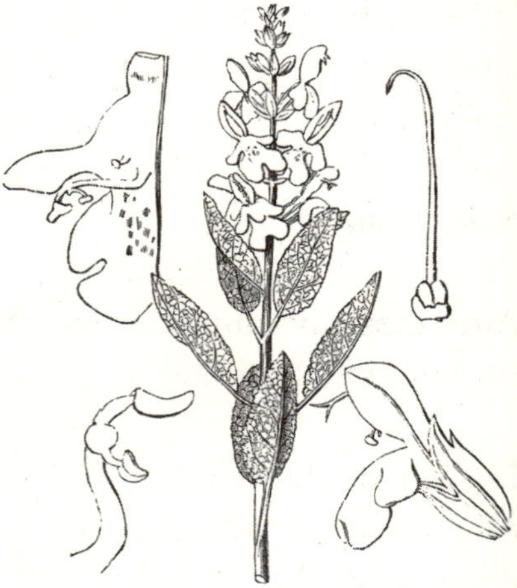

Kräftiger sind die genannten Wirkungen, wenn mit Salbei Wermut (halb und halb) vermengt und die Mischung als Tee zubereitet wird.

Pulver dieser Heilpflanze, wie Pfeffer, Zucker oder Zimt auf Speisen gestreut, leistet bei den verzeichneten Leiden dieselben Dienste wie der Tee.

Santala

Santala ist ein rotes Pulver vom Sandelholzbaum, eigentlich zum Rotfärben dienend; es kann in jeder Apotheke gekauft werden.

Ich mische dieses ganz harmlose Heilmittel stets mit dem Tee von Misteln, indem ich zu einem Eßlöffel Mistelblätter zwei Messerspitzen Santala nehme und so die

Wirkung besagten Tees verstärke; siehe unter »Mistel«, Seite 99.

Sauerkraut

Auch dieses bekannte Heilmittel möge hier seine wohlverdiente Stelle finden.

Bei Verwundungen, Verbrennungen und anderen derartigen Zufällen, bei großen Hitzen, zur Auflösung und Ausleitung alter Schäden usw. tun Auflagen frischen (der Krautstande soeben entnommenen) Sauerkrautes ausgezeichnete Dienste.

Das Heilmittel ist für Landleute zumal um so beachtenswerter, je leichter und schneller sie dasselbe zur Hand haben.

Schafgarbe
(Achillea millefolium L.)
Siehe unter »Johanniskraut«, Seite 79.

Schlüsselblume
(Primula officinalis L.)
[heute: *Primula veris* L.]

Nur die dunkelgelbe Schlüsselblume hat Wert für die Hausapotheke. Schon der Geruch verrät, daß in all diesen Blütenkelchen eine besondere Heilflüssigkeit stecken müsse. Kaut man zwei bis drei dieser gelben Trichterchen, so fühlt man recht gut, welch medizinischen

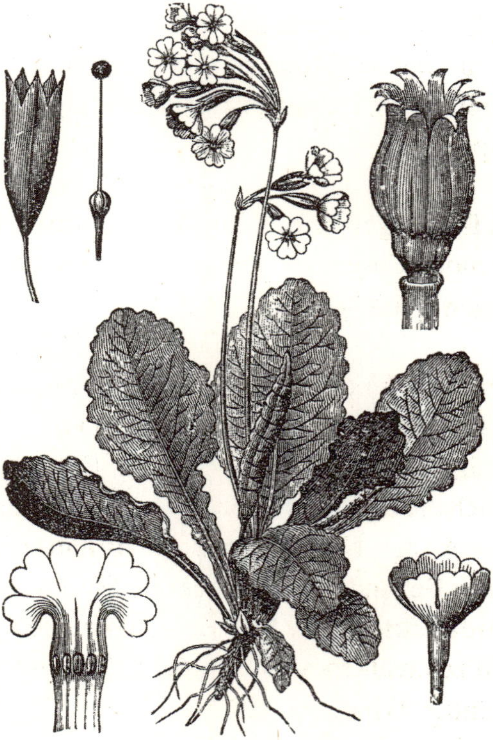

Gehalt sie bergen. Wer Anlage hat zur Gliedersucht, zur Gliederkrankheit oder schon an diesen Gebresten leidet, trinke längere Zeit hindurch täglich eine Tasse Schlüsselblumentee. Die heftigen Schmerzen werden sich lösen und allmählich ganz verschwinden.

Spiköl

Spiköl oder Lavendelöl ist in jeder Apotheke leicht zu kaufen. Es darf unter den Hausmitteln nicht fehlen. Täglich zu zwei Malen, je zu fünf Tropfen auf Zucker eingenommen, befördert es die Verdauung und macht guten Appetit.

Wer an Blähungen leidet, an Kopfweh in Folge von aufsteigenden Gasen, an Übelkeiten, nehme Spiköl wie oben angegeben.

Bei Gemütsleidenden habe ich dasselbe sehr oft mit bestem Erfolg verwendet, und ich behaupte, daß die Heilung in sehr vielen Fällen mit der Entfernung der namentlich auf das Gehirn schlimm einwirkenden Gase zusammenhängt. Nach meinem Dafürhalten schenkt man in der Behandlung Kranker diesen Gasen viel zuwenig Aufmerksamkeit. Wer je an Blähungen gelitten hat, weiß zu erzählen, welch fatale Rolle diese im Körper wütenden Winde und Stürme spielen.

Bei Appetitlosigkeit, Kongestionen, Schwindel und all den mannigfaltigen Kopfleiden mag man sich an die anfangs gegebene Verordnung halten.

Spitzwegerich

(Plantago lanceolata L.)

Wenn die Landleute sich bei ihren Arbeiten verwunden, so suchen sie rasch Blätter von Spitzwegerich und ruhen nicht mit Drücken und Kneten, bis das etwas störrige Blatt sich einige Tropfen auszwingen läßt. Diese bringen sie entweder direkt in die frische Wunde, oder sie befeuchten damit ein Läppchen, das sie an den wunden Teil bringen.

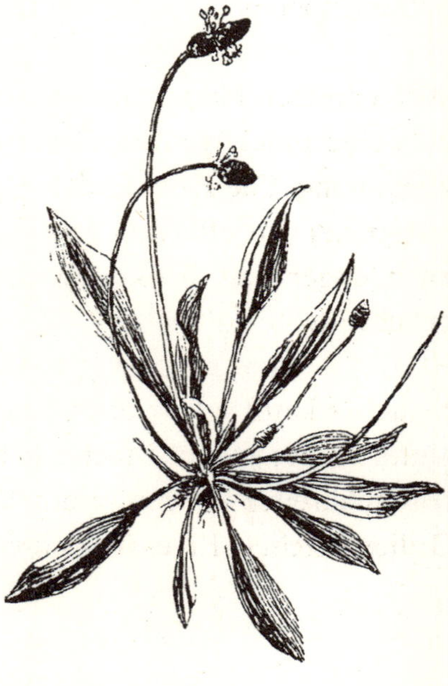

Verweigert das Blatt seinen Heilsaft, läßt es sich bloß mürbe und etwas feucht reiben, so legen die Leute die mürben Blätter selbst auf. Ist dabei Gefahr der Blutvergiftung? Das kennt der Spitzwegerich nicht. Ein solcher Verband ist der erste, aber manchmal der beste Notverband; denn die Heilung solcher Wunden geht rasch vor sich. Wie mit Goldfäden näht der Wegerichsaft den klaffenden Riß zu, und wie an Gold sich nie Rost ansetzt, so flieht den Spitzwegerich jede Fäulnis und faules Fleisch. – Die Wirkung dieser Pflanze nach innen ist nicht minder vorteilhaft. Daß doch Hunderte von Menschen im Frühjahr oder Sommer diese Heilblätter sammelten, zerquetschten, die Säfte auspreßten und tränken! Zahllose innere Gebrechen, die aus dem unreinen Blute und den unreinen Säften wie Giftpilze hervorschießen, würden nicht eintreten. Das sind Wunden, die freilich nicht bluten, aber vielfach noch gefährlicher sind.

Die gedörrten Blätter von Spitzwegerich geben gleichfalls eine prächtige Teepflanze ab gegen innere Verschleimung. Die Zeitungen bringen oft lange Anpreisungen der vortrefflichen Wirkungen von Spitzwegerich, noch länger über die da oder dort bereiteten Spitzwegerichsäfte.

Mancher kauft solche Sachen um reines teures Geld. Guter Bauersmann! Mache selbst den Sammler und den Zubereiter und den Apotheker! Du darfst dir keine Grillen machen. Eines weißt du: Du hast echte Ware.

Mit gedörrten Spitzwegerichblättern kann zu Tee sehr gut das Lungenkraut *(Pulmonaria officinalis* L.) verbunden werden (halb und halb).

Tausendguldenkraut
(Erythraea centaurium L.)
[heute: Tausendgüldenkraut, *Centaurium erythraea* Rafn.]

Welch merkwürdige Namen unsere Voreltern manchen Kräutchen beilegten! Sie kannten eben noch deren Wert. Unser Kraut muß bei denselben in hoher Geltung und Schätzung gestanden sein. Seine Verwendung kündigt schon der sehr bittere Geschmack an, der es begleitet.

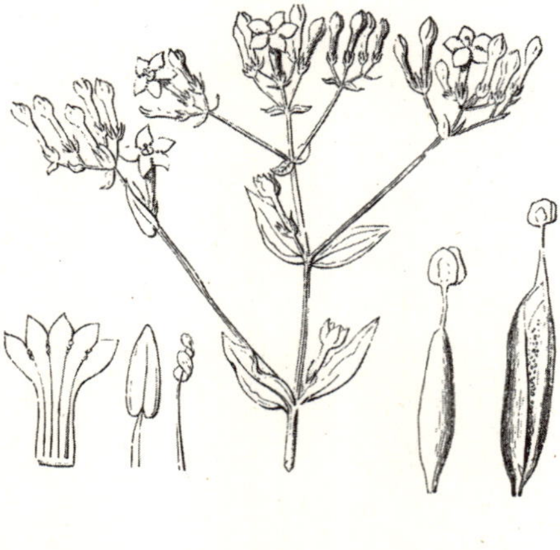

Tee von Tausendguldenkraut leitet die Magenwinde aus, verdrängt unbrauchbare und gesunde Säuren, unterstützt und verbessert die Magensäfte, wirkt vorteilhaft auf Nieren und Leber. Er ist das beste Mittel gegen Sodbrennen oder, wie die Landleute sagen, gegen den Magensod.

Wer an Störungen im Blut, besonders an Blutmangel, Blutwallungen usw. leidet, suche Rat und Hilfe beim Tausendguldenkraut.

Der Name lautet auf eine hohe Summe; die Hilfe spendet das Kräutchen einem jeden umsonst.

Veilchen
(Viola odorata L.)

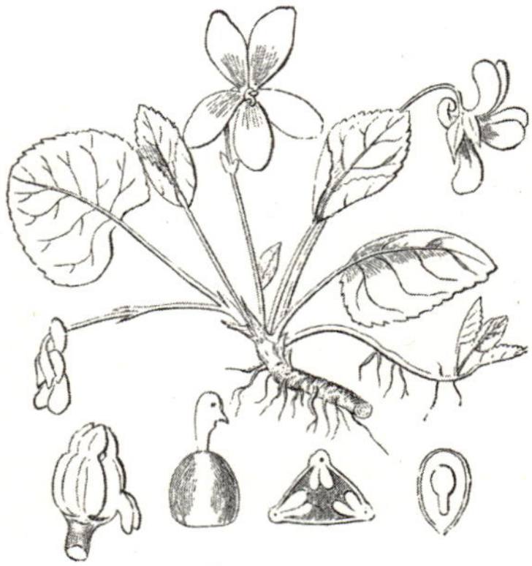

Dieses liebliche, wohlduftende Frühlingsblümchen soll mit seinem Heilduft auch unsere Hausapotheke erfüllen.

Wenn zur beginnenden Frühlingszeit in Folge des oftmaligen Witterungswechsels die Kinder starken Husten oder Keuchhusten bekommen, koche die besorgte Mutter eine Handvoll grüner oder gedörrter Veilchenblätter (auch die Wurzeln des Blümchens können benützt, müssen aber vor dem Absieden zerquetscht werden) in einem Viertelliter siedenden Wassers ab und gebe dem Kind nach je zwei bis drei Stunden jedesmal zwei bis drei Löffel solchen Tees. Erwachsene heilen den alten Keuchhusten, wenn sie den Tee dreimal im Tag (je eine Tasse) nehmen.

Schwindelsüchtigen lindert er ebenfalls den Husten und unterstützt die Schleimauflösung. Er dient wie eine Medizin, soll auch so genommen werden, d. i. alle zwei bis drei Stunden drei bis fünf Eßlöffel.

Der Tee dient ferner bei Kopfweh und großer Hitze im Kopf. Man befeuchte zugleich einen Lappen mit Veilchenblättertee und binde denselben an die Stirn, oder noch besser, man wasche den Kopf, besonders den Hinterkopf, mit solchem Absud. Ich kenne Fälle, in denen bald Ruhe und Schlaf eintraten.

Bei geschwollenem Hals ist dieser Tee ein probates Gurgelwasser; man tauche zugleich den anzuwendenden Halswickel statt in gewöhnliches Wasser in den Absud.

Wer an Atemnot leidet, die indessen mehr eine Folge ist von in Magen und Gedärmen angesammelten Gasen und ungesunden Stoffen, mache eine kleine Veilchenteekur, d. i., er trinke während einiger Zeit täglich zwei größere oder drei kleinere Tassen unseres Tees.

Veilchenblätter, zerquetscht und überbunden, kühlen und verteilen erhitzte Geschwülste; in Essig abgekocht dient solcher Absud, wenn man ihn zu Auflagen benützt, zur Heilung von Podagra.

Erfreue dich an dem Wohlduft und dem herrlichen Blau manches schönen Veilchensträußchens. Verwahre aber auch einen kleinen Vorrat des Heilkräutchens in deiner Hausapotheke, daß es dem Kranken dufte noch zu einer Zeit, in der das Frühlingsblümchen längst verblüht hat!

Wacholderbeere

(Juniperus communis L.)

Die Wacholderbeere, wer kennt sie nicht? Als Räucherwerk verbreitet sie in Zimmern und Gängen angenehmen Geruch und verbessert die Luft. Ich bin kein Freund des sogenannten »Ausräucherns« (Verdampfen) mit Zucker, Essig usw., da ich nicht begreife, wie man da von frischer Luft reden kann. Wenn es aber gilt, einen Raum, worin ansteckende Kranke, Tote usw. lagen, zu desinfizieren, d. i. ansteckungsunfähig zu machen oder zur Zeit ansteckender Krankheiten durch große Räucherfeuer die Luft zu reinigen, dann lobe ich mir stets solchen Wacholderdampf. Der räumt mit allen Pilzen, und wie die fliegenden Anstecker und Krankheitserzeuger heißen, gründlich auf.

Ähnliche Wirkung übt der Wacholder im Innern des menschlichen Organismus aus. Die Beere räuchert gleichsam den Mund und den Magen und feit gegen Ansteckung. Wer im Dienst Schwerkranker (Scharlach, Blattern, Typhus, Cholera usw.) durch Heben, Tragen, Bedienen, Anhören derselben der Ansteckungsgefahr bei Tag und bei Nacht preisgegeben ist, kaue stets einige Wacholderbeeren (6–10 am Tag). Sie bereiten guten Geschmack im Munde und tun gute Dienste bei der Verdauung. Sie verbrennen gleichsam die schädlichen Miasmen, Ausdünstungen usw., wenn diese durch Mund oder Nase eindringen wollen.

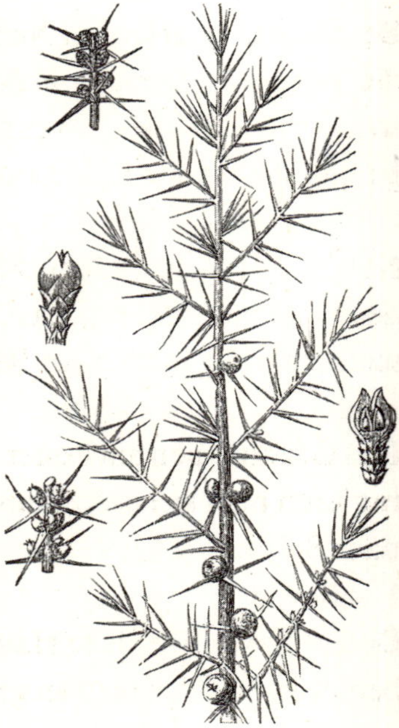

Solche, die an schwachem Magen leiden, mögen das folgende Verfahren einhalten, gleichsam eine kleine erprobte Kur mit Wacholderbeeren machen:

Den ersten Tag sollen sie mit 4 Beeren beginnen, den zweiten Tag mit 5 Beeren fortfahren, den dritten Tag sollen sie 6, den vierten 7 Beeren kauen und so mit Tagen und Beeren bis auf 12 (Tage) und 15 (Beeren) auf- und dann wieder auf 5 Beeren heruntersteigen, beim Absteigen jeden Tag eine Beere auslassend. Viele kenne ich, deren gasgefüllter und infolgedessen geschwächter Magen durch diese einfache Beerenkur gelüftet und gestärkt wurde.

Bei Stein und Gries, bei Nieren und Leberleiden haben die Wacholderbeeren seit alten Zeiten guten Ruf; ebenso in all jenen Fällen, wo es gilt, faule Gase, faule, wäßrige und schleimige Stoffe aus dem Körper zu entfernen.

Neben den Beeren benütze man die jungen Sprossen des Wacholderstrauchs zu Tee bei Anfängen der Wassersucht, desgleichen zur Reinigung des Bluts.

Das Öl kauft man am besten in der Apotheke. Die Tinktur kann man sich selbst ansetzen in Wein, Branntwein oder Spiritus.

Den Hausvater und die Hausmutter würde ich nicht loben, welche zwar ihr Fleisch, ihr Sauerkraut sorgfältig und fleißig mit Salz und Beeren vom Wacholderstrauch einmachen, welche pünktlich und ängstlich ihr Haus, ihre Wohnungen damit räuchern, die Hütte ihrer Seele aber, den Körper, vielfach im Staub und Morast liegenlassen. Auch für diese viel wichtigere Hütte sollen sie des Jahres ein paarmal so ein Räucherfeuer, das reinigt und das Atmen erleichtert, anzünden.

Waldmeister
(Asperula odorata L.)
[heute: *Galium odoratum* (L.)]
Siehe unter »Erdbeere«, Seite 57f.

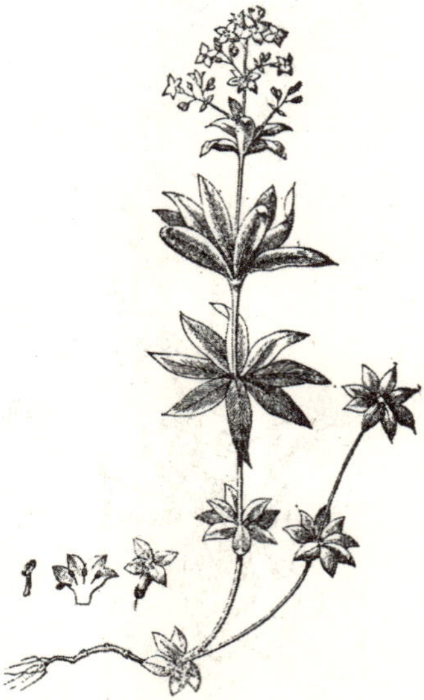

Wegtritt, Vogel-Knöterich
(Polygonum aviculare L.)

Es wächst ein Kräutlein ganz unbeachtet, gewöhnlich um die Häuser herum, besonders in den Bauerngehöften, auch am Rand der Gassen, das den Namen »Wegtritt« führt. Auch Knöterich wird dasselbe genannt, weil an jedem Glied ein kleiner Knoten ist. Man heißt dieses Kräutlein Wegetritt, weil man gewöhnlich auf demselben geht. Dieses Kräutlein, das von einem Stock viele Ausläufer hat, selbst einen halben Meter lang oder noch länger, hat große Wirkung bei Steinleiden, wenn täglich eine oder zwei kleine Tassen getrunken werden. So

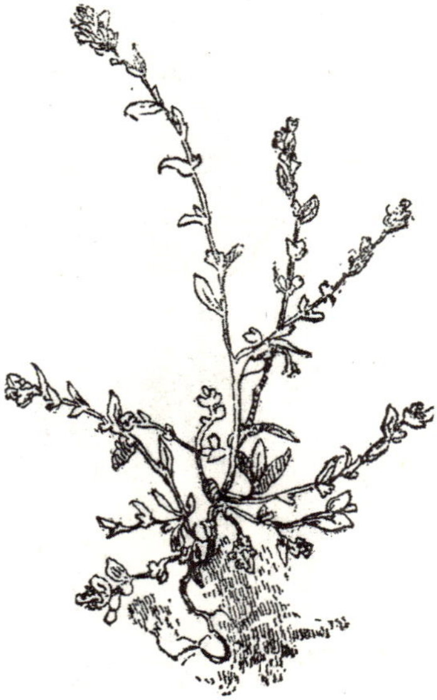

hatte ein Herr Jahre hindurch viele Schmerzen in den Nieren, und es ging von Zeit zu Zeit Sand und Gries ab. Er trank diesen Tee durch mehrere Tage und erzählte, daß viele Hunderte größerer und kleinerer Steinchen abgegangen seien und dadurch auch der Schmerz vergangen sei. Wie dieses Kraut Nieren- und Blasensteine austreibt, so wirkt es auch reinigend nach innen, wie auf Nieren, so auf Leber, Magen und Brust. Es kann dies Kräutlein nicht genug empfohlen werden.

Wegwart
(Cichorium intybus L.)

Der Wegwart wartet auf den, der ihn in seine Hausapotheke einheimsen will, auf jedem Weg. Er heißt auch Sonnenwirbel, da seine Blätter sich stets der Sonne zukehren. Wenn man ihn ansieht, den guten Wegwart, mit seinem verkümmerten Stengel und den zerzausten Blättchen, so kommt er einem vor wie ein Struwelpeter unter den Pflanzen. Nur die blaue Blüte, etwas heller als die Kornblume, bringt ihn wieder etwas in Kredit und Achtung. Das Aussehen täuscht gar oft; auch beim Wegwart ist es so; denn sein Inneres ist golden.

Tee von Wegwartkraut hebt Verschleimungen im Magen, nimmt die überflüssige Galle, reinigt Leber, Milz und Nieren und führt die kranken Stoffe durch den

Urin aus. Man nehme zu diesem Zweck (es kann auch geschehen, um den durch irgendwelche Nahrung usw. verdorbenen Magen wieder instandzusetzen, um die Verdauung zu befördern) während drei bis vier Tagen täglich zwei Tassen, die eine vor dem Frühstück, die andere abends.

Bei Magendrücken, auch bei schmerzlichen Entzündungen am Körper, lege man auf den Magen und auf die weh tuenden Stellen mit heißem Wasser abgebrühte und in ein Tuch gehüllte Wegwartkräuter und -blüten und erneuere diese Auflagen täglich zwei- bis dreimal.

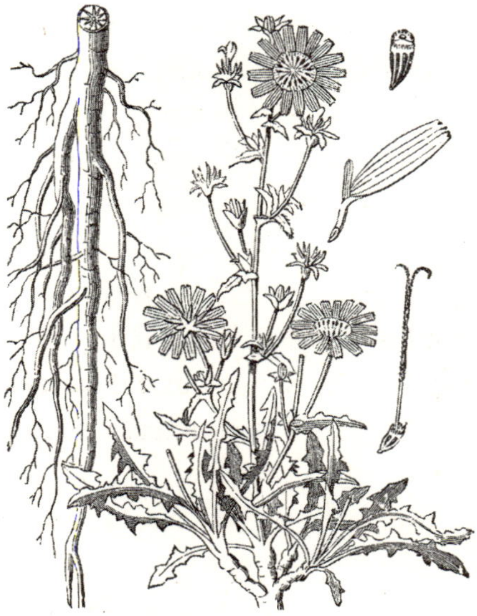

Die Kräuter werden sehr oft in Spiritus angesetzt. Dieser Wegwartsprit hebt das Schwinden (allmähliches Abnehmen, Abmagern), wenn man die schwindenden Glieder täglich ungefähr zweimal gut mit demselben einreibt.

Wie das Kraut und die Blüten, so sind auch die Wurzeln zu den genannten Heilzwecken dienlich. Man sticht dieselben am leichtesten aus bei Regenwetter.

Wermut

(Artemisia absinthium L.)

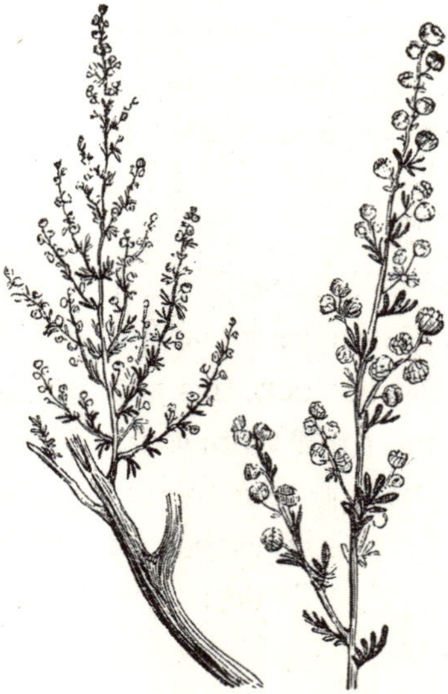

Wermut zählt mit zu den bekanntesten Magenmitteln. Er leitet die Magenwinde aus, verbessert und unterstützt die Magensäfte und hilft so guten Appetit und gute Verdauung bereiten, mag er als Tee oder als Pulver genommen werden.

Für üblen Geruch aus dem Mund, wenn derselbe vom Magen ausgeht, wirkt Wermut vortrefflich.

Wer an der Leber leidet (Melancholie), der greife statt nach der Prise Tabak einmal oder zweimal am Tag nach dem Döschen mit Wermutpulver und streue den Inhalt der beiden Finger auf den ersten Löffel Suppe oder wie Pfeffer an eine Speise. Die abnehmende Gelbsucht wird bald die Verbesserung der Galle anzeigen, und der Kranke, dem die verfangene faule Luft und die oft noch fauleren Säfte – wahre Düngerstätten des Magens – gleichsam den Atem zuschnüren, wird wieder freier aufschnaufen.

Wermut kann auch zu einer Tinktur verwendet werden, die sehr lange hält, ohne zu verderben. Wie ein einziges Körnchen Weihrauch, das auf der Kohle glimmt, ein ganzes Zimmer mit Wohlgeruch erfüllt, so vermag ein Blättchen Wermut den Inhalt einer ganzen Spiritusflasche mit bitterem Geschmack anzuhauchen – ein Zeichen, wie stark die Tinktur ist und wirkt.

Reisende, die viel von Magenbeschwerden und Übelkeiten geplagt werden, sollen ihr Fläschchen mit Wermuttinktur als treuen Begleiter nie vergessen.

Wermuttee hat manchem Augenleidenden auch schon als Augenwasser gute, ja die besten Dienste geleistet.

Wollkraut, Wetterkerze
(Verbascum Schraderi Meyer)

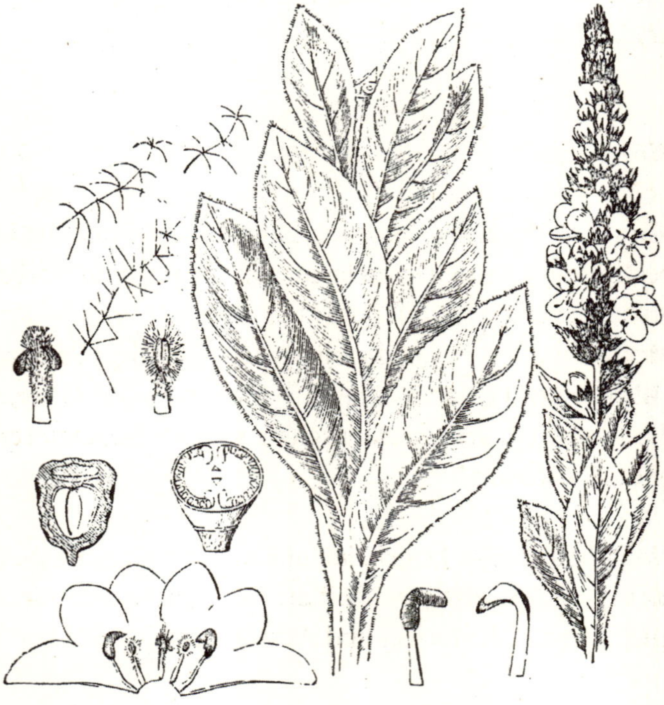

Die Blüten des Wollkrautes oder der Wollblume werden von den Landleuten fleißig gesammelt. Sie wissen, daß dieselben zur Winterzeit wirksames Gurgelwasser und noch wirksameren Tee abgeben bei Halsgebrechen, Katarrhen, Verschleimungen der Brust, Atemnot.

Von neuem sei solcher Tee recht warm empfohlen. Ich mische unter die Blüten des Wollkrautes in der Regel noch die der schwarzen Malve (halb und halb); solcher Tee wirkt auf die Schleimlösung noch nachhaltiger und kräftiger.

Wühlhuber I

Vor 40 – 50 Jahren noch war es Mode, zu einer genau bestimmten Zeit Ader zu lassen, zu einem anderen, im Kalender gewissenhaft notierten Termin (ein gewisses Mondviertel) die jährlichen oder halbjährlichen Laxiere (Abführmittel) einzunehmen. Wie doch die Zeiten und die Ansichten und die Menschen, welche die letzteren bilden, wechseln!

Noch heutzutage lassen sich viele Leute den Glauben nicht nehmen, daß von Zeit zu Zeit der Magen einer gründlichen Musterung und Ausräumung bedürfe.

Man möchte lächeln, wenn es nicht manchmal allen Ernstes zum Weinen wäre. Fürwahr, wenn man normalen, einfachen, gesunden Sinnes ist und zuweilen an die Lebensweise gewisser Menschen, fast fühle ich mich versucht zu sagen, ganzer Gesellschaftsklassen denkt und an die Speisen und Getränke, welche sie genießen, dann in der Tat ist obiger Glaube nicht unbegründet. Könnte der entsetzlich geplagte und sündhaft überanstrengte (weil überfüllte) Magen einen Laut von sich geben, er würde aufschreien und um Hilfe rufen gegen derlei unvernünftige und frevle Übeltäter. So aber muß er alles selbst »verschlucken« und dabei freilich nicht verdorben, sondern elendiglich zugrunde gerichtet werden.

Fürs erste also bin ich für eine vernünftige Lebensweise, für menschenwürdige Behandlung des Arbeiters, der für alle weitere Arbeit die unentbehrlichen Fundamente legt. So allein wird und kann dieser treue und fleißige Arbeiter selbst, der Magen, gesund bleiben.

Sollte unversehens – das kann ja passieren – auch ihm ein Unfall geschehen, so bin ich durchaus gegen alles drastische (zu starke) Laxieren und verwerfe alle heftig wirkenden Laxiermittel, sie mögen heißen, wie sie wollen.

Unter Laxieren versteht man doch wohl nichts anderes, als unbeschadet der Gesundheit und Körperkraft reichlicheren, ergiebigeren Stuhlgang hervorzubringen suchen. Dieses aber kann in ganz anderer, in so einfacher und unschädlicher Weise geschehen, daß die verwendeten unschuldigen Pflanzenmittel den Magen nicht gleichsam als Feind angreifen, sondern als treue Freunde mit dem Freund Arm in Arm gehen, ihn heben und stützen, zur selbsteigenen Tätigkeit, zur eigenen Kraft, zu den eigenen Mitteln (Magensäften) ihm lediglich ihre Hilfe und Hilfsmittel anbieten und leihen.

Recht lange Zeit habe ich unter den verschiedensten Pflanzen diejenigen herausgesucht, die bei der trefflichsten Sonder- oder Einzelwirkung doch nur viribus unitis, mit vereinten Kräften, dem Magen wirksam helfen, d. h., die zur selben Zeit, zu welcher sie ihn durch gründliche Auflösung und Ausleitung alles verdorbenen Inhaltes schwächen müssen, ihn zugleich so stärken, daß er nicht nur keine Stunde die Arbeit einstellt, sondern nicht einmal mit Brummen und Murren arbeitet.

Die Mittelchen und deren Mischung denke ich gefunden zu haben. Die beiden Tee-Arten sollen kein Geheimnis sein. Ich wünsche, daß im Gegenteil recht viele zu ihrem Nutzen sie gebrauchen und zur Linderung der Leiden anderer sie bereiten.

Das Kindlein wurde wiederum von fremder Seite, nicht von mir getauft. Ein Herr, dem dieser Tee die

Magenuhr wieder aufzog und regulierte, benannte ihn »Wühlhuber«. Ich hatte an diesem Namen nichts auszusetzen und zu ändern. Seitdem hat er vielen Hunderten wacker beigestanden, und er könnte manches erzählen; denn in großen Quantitäten ist er zu wiederholten Malen gewandert bis in die Schweiz, bis nach Ungarn.

Die zwei Rezepte für den Wühlhuber sind folgende:

Man nehme zwei Eßlöffel gemahlenen Fenchel, zwei Eßlöffel zerquetschte Wacholderbeeren, einen Eßlöffel *Foenum graecum,* einen Eßlöffel Aloëpulver.

Das Ganze werde gut gemischt und in einer Schachtel an trockenem Orte aufbewahrt. Das Mittel wirkt erst nach 12 bis 30 Stunden. Man nimmt den Tee, d. i. eine kleine Tasse desselben, gewöhnlich abends vor dem Schlafengehen. Zur Tasse genügt ein Kaffeelöffel der Mischung, welche während einer Viertelstunde gesotten, dann abgegossen und kalt oder warm, mit oder ohne Zucker getrunken wird.

Kräftige Naturen können zwei Tage nacheinander eine Tasse Wühlhuber trinken.

Schwächere Patienten tun besser, die eine Tasse auf zwei bis drei Tage zu verteilen, so daß sie jeden Abend vier bis sechs Eßlöffel voll wie Medizin einnehmen. Ohne Beschwerden zu verspüren, werden sie den Suchenden im Inneren forschen, untersuchen, zusammentreiben, »wühlen« hören.

Bei manchen, die den Tee gebrauchen, wird derselbe absolut keine Resultate zutage fördern, obwohl sie im Innern seine emsige Arbeit spüren. Die Polizei sucht, findet aber manchmal keine Diebe. Der Wühlhuber sucht; wo aber nichts zu finden und zu entfernen ist, da läßt er alles andere in Ruhe und erzeugt so nicht jene großen und beklagenswerten Schwächen, die dem Abführen sonst stets auf dem Fuße folgen.

Wie auf den Stuhlgang, so wirkt dieser Tee auf den Urin. Selbst große Verschleimungen auf der Brust leitet er aus.

Mir kamen Fälle vor, in denen der Wühlhuber nach langwierigen, schwer zu stillenden Diarrhöen den letzten Rest der Unreinigkeiten entfernte und auf die innere Revolution sofort der tiefste und dauerndste Frieden folgte. Eine kleine Tasse, während des Tages in drei Portionen getrunken, reicht vollkommen aus.

Wühlhuber II

Das zweite Rezept dieses Tees ist das nachfolgende:

zwei Eßlöffel gemahlenen Fenchel,
drei Eßlöffel zerquetschte Wacholderbeeren,
drei Eßlöffel Pulver von Attichwurzeln,
ein Eßlöffel Foenum graecum,
ein Eßlöffel Aloëpulver.

Dieser Tee schließt die Wirkung auf den Stuhlgang nicht aus; doch sein Revier sind (statt des Magens und des Darmkanals) mehr die Nieren und die Blase; die kranken Stoffe treibt er aus durch Harnausscheidung. Wer Unbehaglichkeit im Unterleib (in der Blasengegend) fühlt oder Beschwerden im Urinieren, Brennen in der Blase und den Nieren, die Anfänge der Wassersucht hat, wende ruhig diesen zweiten Wühlhuber an.

In der Gebrauchsanweisung gelten dieselben Regeln wie beim Wühlhuber I.

Zinnkraut oder Ackerschachtelhalm
(*Equisetum arvense* L.)

Die vielseitige und vorzügliche Wirkung dieses Heilkrautes kann nicht genug hervorgehoben werden. Es reinigt nicht bloß die Geschirre, weshalb es bei allen

Hausfrauen als treffliches Putz mittel gilt, es reinigt und heilt auch innere und äußere Gebrechen des menschlichen Körpers.

Bei alten Schäden, faulenden Wunden, bei allen, selbst krebsartigen Geschwüren, sogar bei Beinfraß dient Zinnkraut in außerordentlicher Weise. Es wäscht aus, löst auf, brennt gleichsam das Schadhafte weg. Das Kraut kommt entweder als Absud bei Waschungen, Wickeln, Auflagen oder indem es selbst in nasse Tücher eingehüllt und auf

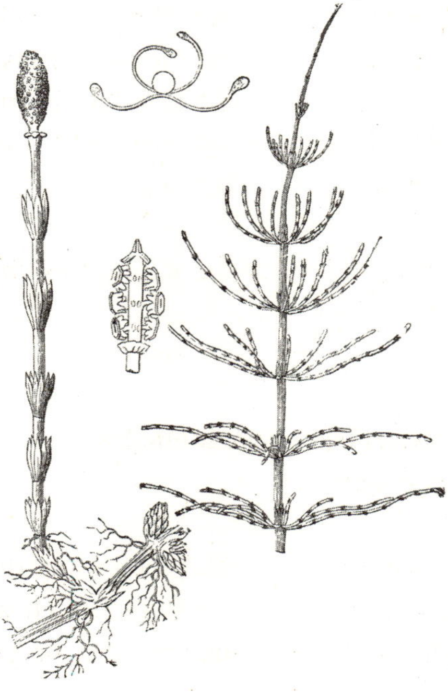

die leidenden Stellen gelegt wird, dann besonders bei gewissen Dämpfen, zur Verwendung.

Näheres enthält die Beschreibung der einzelnen Krankheiten. Mannigfaltiger noch sind die Dienstleistungen des Zinnkrautes nach innen.

Sein Tee, der nie schaden kann, reinigt den Magen. Man nehme von Zeit zu Zeit (nicht täglich) eine Tasse. Er lindert die Schmerzen bei Gries- und Steinleiden und bringt vor allem den Leidenden Hilfe, die Beschwerden haben im Wassermachen (Urinieren). Da ist er einzig, unersetzbar und unschätzbar. Die Zinnkrautdämpfe, speziell für diese Übel, sollen nur angedeutet werden. Gerade solche Leiden sind entsetzlich schmerzhaft – und so häufig! Man beobachte wohl das einfache und ohne jede Mühe zu bekommende Schmerzstillkraut! Täglich sollen solche Kranke neben der eventuellen äußeren Anwendung eine Tasse Zinnkrauttee trinken.

Bei Blutungen, Blutbrechen zählt er mit zu den ersten und besten Teen. Wer Blut bricht, nehme ihn schleunigst. Ich kenne Fälle, in denen nach vier Minuten schon völliger Stillstand eintrat.

Bei starkem Nasenbluten ziehe man durch die Nase wiederholt solchen Tee auf. Er wirkt zusammenziehend und hilft schnell. Solchen, die von Blutflüssen heimgesucht werden, empfehle ich, täglich ein bis zwei Tassen dieses Tees zu trinken.

In jeder Hausapotheke sei Zinnkraut in genügender Menge vorhanden, daß man es im Notfall, der oft plötzlich hereinbricht, sofort zur Hand habe.

Inhalt einer kleinen Hausapotheke

I. Tinkturen von

Arnika, Enzian, Heidelbeeren, Rosmarin, Wacholderbeeren, Wegwart, Wermut

II. Tee von

Angelika, Anserine, Attich, Augentrost, Baldrian, Bitterklee, Brennessel, Dornschlehblüten, Eibisch, Eichenrinde, Erdbeeren, Hagebutten, Holunder, Huflattich, Johanniskraut, Kamille, Lindenblüten, Lungenkraut, Malve, Minze, Mistel, Raute, Rosmarin, Salbei, Schafgarbe, Schlüsselblume, Spitzwegerich, Tausendguldenkraut, Veilchen, Wacholderbeeren, Waldmeister, Wegwart, Wermut, Wollkraut, Wühlhuber, Zinnkraut

III. Pulver von

Alaun, Aloë, Angelika, Attich, Augentrost, Baldrian, Fenchel, Foenum graecum, Huflattich, Leinsamen, Minze, Salbei, Santala, Wermut, Knochenpulver, Kohlenstaub, Kreidemehl

IV. Öle von

Anis, Fenchel, Kampher, Raute, Wacholderbeeren, Mandelöl, Nelkenöl, Salatöl, Spiköl

Kraft-Nährmittel und Verwandtes

Rezept zur Bereitung des Kleienbrotes

Man läßt in der Mühle den Weizen mahlen mitsamt der Kleie. Die Müller tun dies nicht gerne aus naheliegenden Gründen;* man soll deshalb die erhaltene Ware stets gut mustern.

Von dem Kleienmehl nimmt man 1, 2, 3 bis 4 Kilo (je nachdem man für wenige oder mehrere Personen zu backen hat) in eine Schüssel und macht mit heißem Wasser einen Teig an, der über die Nacht an einem mäßig warmen Ort stehenbleibt. Weder Sauerteig noch Salz, noch anderes Gewürz darf an den Teig kommen.

Am andern Tag formt man aus dem Teig kleinere, länglich-runde Laibchen oder Wecken, bringt sie in den wie zum Backen gewöhnlichen Brotes geheizten Backofen und läßt sie $1\frac{1}{4}$–$1\frac{1}{2}$ Stunden in der Hitze.

---

* Wer bei größerem Verbrauche von Kleienbrot sich eine der extra hierzu bestehenden Schrotmaschinen kaufen kann, ist am besten daran: er kann nie betrogen werden. – Ich kannte in Tirol einen Professor, welcher ein schweres Magenleiden hatte. Da er die wenigsten Speisen ertragen konnte, kamen seine Kräfte sehr herunter. Man riet ihm das Kleienbrot und eine solche kleinere Maschine. Alsbald ließ er diese von Wien kommen und machte in den Stunden der Handarbeit selbst den Müller und den Treibesel. Er hat sich sein Mehl selbst gemahlen, und seine wackere Frau hat ihm das Brot gebacken. Er wurde so gesund und sein Magen mit ihm, daß dieser fortan bei keiner Speise mehr den Dienst verweigerte.

Sogleich beim Herausnehmen stößt man das gebackene Brot auf 3–4 Sekunden in siedend heißes Wasser, dann kommt es wieder zur Trocknung kurze Zeit in den Ofen.

Diese letztere Manipulation habe ich von einem Prior der Trappisten erfahren, der sagte, er habe das Backen solchen Brotes lange und auf verschiedene Weise probiert und gefunden, daß diese Art des Backens die beste sei, indem so aus der Kleie alle Nähr-, insbesondere Zuckerstoff, ausgezogen werden.

Ich kenne viele Männer, die mit Vorliebe solches Brot gegessen haben, jetzt noch essen und sagen, daß es bei Magen-, bei Verdauungs-, insbesondere bei Hämorrhoidalbeschwerden vorzügliche, einzige Dienste leiste.

Andere habe ich gekannt, die das geschmack- und gewürzlose Brot beim ersten Verkosten sonderbar fad fanden, die aber später, ich kann sagen, mit fast leidenschaftlicher Vorliebe danach gegriffen haben.

Das gebackene Brot werde an einem kühlen Ort aufbewahrt und, sollte die Kruste zu hart sein, mit einem feuchten Tuch umwunden.

Etwas über die »Kraftsuppe«

Ich bin der Überzeugung: Wenn die Kraftsuppe erkannt und benützt wird, kann man eine große Anzahl unglücklicher Menschen beglücken. Gerade die Kraftsuppe ist nicht bloß wegen ihrer außerordentlich guten Nährstoffe zu empfehlen, sondern auch weil sie sehr wohlfeil und leicht zu bereiten ist.

Ein Herr von Stand, der diese Kraftsuppe kennengelernt hatte, kaufte bei einem Bauern zwei große schwarze Laibe Brot. (Das schwarze Brot ist bekanntlich nur von Roggenmehl bereitet und wird für die Landleute genau eingemahlen, so daß nur wenig Kleie zurückbleibt und mithin aller Nährstoff des Roggens ausgenutzt wird.) Diese zwei Laibe Brot ließ der Herr in kleine Schnittchen schneiden und auf eine blecherne Platte bringen, welche auf den heißen Herd gestellt wurde, um das Brot soviel als möglich auszutrocknen. So recht hart getrocknet wurde es in einem Mörser zu einem groben Pulver gestoßen. Wollte er eine Kraftsuppe, so rührte er zwei bis drei Löffel voll von diesem Brotpulver in siedende Fleischbrühe, tat ganz wenig oder gar kein Gewürz, ebenso nur wenig Fleischbrühe daran. In zwei Minuten war die Suppe fertig. Sie schmeckt vorzüglich, gibt sehr gute Nahrung und bewirkt keine oder doch nicht viel Gase. – Statt Fleischbrühe hat der Herr öfters Milch genommen und, wenn diese am Sieden war, das Brotmehl eingerührt. Nach zwei Minuten war auch diese Suppe fertig. Dieselbe hat noch einen großen Vorzug vor der mit Fleischbrühe bereiteten, weil ja die Milch die meisten Nährstoffe hat.

Hatte der Herr gerade keine Milch und keine Fleischbrühe, so ließ er Wasser sieden und ins siedende Wasser dieses Brotmehl einrühren. Es kamen dann etwas Gewürze und Rindschmalz dazu, und auch diese Suppe verdient den Namen Kraftsuppe.

Eines Tages, in der Kirchweihwoche, kommt dieser Herr in ein Haus, wo die Bäuerin Brot aus Spelz (Dinkel) gebacken hatte, der dem Weizen ähnlich ist. (Auch dieses Getreide wird bei den Landleuten möglichst genau eingemahlen.) Er kaufte sich zwei solcher Brote und verfuhr wie beim schwarzen Brot. Er mischte dann das gewonnene Brotmehl mit dem früher genannten durcheinander und ließ sich von dieser Mischung die Kraftsuppe machen, wie vorhin beschrieben ist. So bekam er sechserlei verschiedene Suppen, die auch selbst in ihrer Kraft verschieden sind. Der Wechsel mit denselben ist sehr gut, damit die Suppe nicht so leicht widersteht.

Diese Kraftsuppe ist ganz vorzüglich für recht schwache Kinder, weil sie leicht verdaulich und recht nahrhaft ist und keine Gase bewirkt. Sie ist auch der schwachen, heranwachsenden Jugend zu empfehlen, um die Blutarmut zu heben, durch welche der Körper sehr leidet.

Diese Kraftsuppe ist ferner gut für die Kranken, weil sie der heruntergekommenen Natur viel Nährstoff bringt. Endlich ist sie besonders dem hohen Alter zu empfehlen. Wenn die Zähne fehlen, um die festen Speisen gut zerkauen zu können, so soll man sich an diese Suppe halten. Es sollte keine Familie geben, wo die Kraftsuppe nicht eingeführt ist. Ich habe sie einst einem hohen Beamten geraten, der mir später versicherte, er kenne keine gesündere und nahrhaftere Suppe.

Bereitung des Honigweins

(Sehr empfehlenswert für Gesunde und Kranke)

Die alten Deutschen hatten wenig oder auch keinen Wein. Das braune Bier kannten sie nicht, weil es noch keines gab. Ihre Speise war sehr einfach, und dennoch waren sie ein mächtiger Volksstamm; sie erreichten ein hohes Alter und erfreuten sich einer außerordentlichen Gesundheit. Dieses hohe Alter und diese außerordentliche Gesundheit schrieben sie dem Met (Honigweine) zu. Es ist nur schade, daß dieses edle Getränk so wenig bekannt und an dessen Stelle das allgemein verbreitete Braunbier als Getränk gekommen ist, das durch die vielen Verkünstelungen oft nicht mehr als gesundes Getränk betrachtet werden kann. Es sind in den größeren Werken über Bienenzucht gewöhnlich auch Rezepte, wie der Honigwein bereitet werden könne. Man hört aber auch oft die Klage, daß man Versuche gemacht habe, diese Rezepte nachzumachen, aber nie zu einem glücklichen Resultat gekommen sei.

Ich lasse ihn gewöhnlich bereiten wie folgt: Ich lasse in einen recht reinlichen kupfernen Kessel 60–65 Liter weiches Wasser bringen. Ist dasselbe ziemlich warm geworden, so werden circa 6 Liter Honig daran gerührt. Nun läßt man Wasser und Honig recht gelinde 1½ Stunden sieden. Zeitweilig wird der schmutzige Schleim, der sich oben ansetzt, weggeschöpft. Ist die Zeit des Siedens vorbei, dann wird dieses Honigwasser ausgeschöpft in blecherne oder irdene Geschirre. Ist dann selbes so abgekühlt, daß es noch mehr Wärme hat als das Wasser, das an der starken Sonnenhitze erwärmt wurde, dann wird es in ein sorgfältig gereinigtes Faß gebracht. Der Spund wird darauf gelegt, aber nicht befestigt. Ist der Keller ziemlich warm, dann beginnt nach 5–10 Tagen die Gärung. Nach ungefähr 14 Tagen Gärungszeit wird dieser junge, gegorene Honigwein in ein anderes Faß abgezogen. Die Hefe bleibt natürlich weg. Im zweiten Faß dauert die Gärung ungefähr 10–14 Tage, und wenn der Honigwein ganz ruhig wird, daß man im Faß nichts mehr hört, dann wird das Spundloch geschlossen. Nach 3–4 Wochen wird er hell und ist trinkbar. Wird er dann in Flaschen abgezogen, gut verstöpselt und in kalten Sand gebracht, so moussiert er in einigen Tagen ziemlich stark. Dieses Getränk ist sehr kühlend; deshalb trinken es die Fieberkranken recht gerne. Wenn Kranke weder Wein noch Bier trinken können, so ist ihnen ein solcher Honigwein ein Labsal. Er ist aber auch den Gesunden ein gutes Getränk; er soll jedoch nur in kleinen Portionen getrunken werden, sonst widersteht er.